0歳の超え方

なる「人生100年時代」のための新常識

和田秀樹

廣済堂新書

はじめに
これからの「100歳までの道のり」のために

以前、97歳の高齢者が暴走を起こし、5人を死傷させた事故がありました。禁固3年執行猶予5年の判決を受けたそうです。

この人は、この事故を起こす前まで全国区の歌人として知られ、地元の新聞で短歌の選者をしていたとのことで、この歳になっても、短歌を教えに行ったりしていたらしいです。

たしかに車庫入れで失敗することがあったにせよ、普段は安全運転をしていた人が暴走事故を起こしたということで、意識障害（意識が朦朧《もうろう》とすること、薬の副作用で起きやすい）を私は疑っていますが、このことで一気に高齢者の運転へのバッシングが高まりました。

有名な識者は、15歳の人はどんなに運転がうまくても免許が取れないのだから、高齢者も80とか85歳で免許を取り上げる基準を設けるべきだとテレビで訴えました。

被害者の夫も、免許の返納は60代から80代の議論であって、97歳は議論の範疇《はんちゅう》でないと考えますと法廷で訴えたそうです。

こういう話を受けて、私が調べた限り、97歳より年上の人が起こした近年の死亡事故はまったくなかったのです。地方にお住まいの方ならわかることでしょうが、そんな歳になっても運転している方は万単位でいるでしょう。数万分の1の確率ということなら、高齢者以外の人の事故率とまったく変わらないし、ひょっとしたらそれより低いかもしれません。

それなのに、巷《ちまた》では、高齢になると何もできなくなるのは当たり前で、97歳なら事故を起こしても当たり前という考えが蔓延《まんえん》しています。

これは、人生100年時代という考え方とまったく反対のものです。

高齢者には個人差があるので、100歳近くなっても中高年の人と同じくらい歩けたり、話せたりする人はいくらでもいます。実際、この97歳の人は、歌人としての活躍を続け、裁判でもきちんと受け答えをしています。

たった一件事故を起こしただけで、100歳近くまで元気でやってきている人の免許を取り上げようとするマスコミの姿勢に、私は怒りを覚えました。

世界中でそんな国はどこもありません。高齢者に薬をあまり使わない欧米諸国では、高齢者の暴走事故はほとんど報じられていないのです。

もっと高齢者は声を上げていいと思いました。

私は35年間も高齢者専門の精神科医をやっていますが、たしかにそんなに多くの百寿者を診ているわけではありません。

でも、100歳近くまで生きている人、それを超えた人というのは、80代くらいの人よりむしろ元気な印象を受けます。

長年、百寿者の研究を続け、多くの百寿者の方と面接をされてこられた『長寿の嘘』（ブックマン社）の著者の柴田博先生も同じようなことをおっしゃっていました。

実際、長生きするためには、免疫機能がとても大事になってきます。

日本人の死因のトップはがん、5位に肺炎、6位に誤嚥性《ごえんせい》肺炎が入っています。

これらは、免疫力が高ければなりにくくなる病気です。

免疫力を下げるものの代表としてあげられるものがストレスや不安で、逆に上げるものが快感情や笑い、そして栄養です。

実際、私の知る100歳前後の人たちの多くは日常生活を楽しんでいます。チャレンジ精神も旺盛です。

そして、余計なことにくよくよしない。

さらに言うと、栄養状態もよく、肉などが好きな人が多いようです。

いろいろなものを我慢させる医療を、そんなに気にしていません。

ということで、今回、私の医師としての経験と、これまで見聞きしてきた話から「100歳の超え方」を考えてみました。

マスコミのでまかせや、神経質な医師たちに振り回されない幸せな老後、これからの100歳までの道のりに、少しでもヒントになれば著者として幸甚この上なく思います。

末筆になりますが、本書の編集の労を取ってくださった廣済堂出版編集部の伊藤岳人さんにはこの場を借りて深謝いたします。

１００歳の超え方◎目次

第1章　「気がつけば100歳」の人の共通点

第2章　幸せな長生きのために、いまあなたができること

第4章　身体の老いなんか、気にしなくていい

第5章　すべての病は、老いの友

第6章　介護から始まる人生がある

エピローグ　手を取り合って100歳を目指そう

プロローグ

長生きするほど、楽しみが増えてくる

「長生きしてよかった」を素直に受け入れよう

お年寄りの口ぐせに「長生きはしてみるもんだ」とか、「長生きしてよかった」というのがあります。

曾孫《ひまご》の結婚式に出たおばあちゃんとか、初めて飛行機に乗ってハワイ旅行に出かけたおじいちゃんなんかが心底うれしそうに口にする言葉です。

新しい家電製品が出て暮らしが便利になったときにも、お年寄りは素直に喜びました。

古い話ですが炊飯器や冷蔵庫が家庭に入ってきたときに、ほとんどのおばあちゃんが「昔の苦労を考えると夢のようだ」とか「便利な世の中になったもんだ」と喜んだはずです。

いまはどうでしょうか？

いまはもっとすごくて、先端医療も含めた科学やＡＩの進化は、つい数年前には考えられなかったことを次々に実現しているのですから、かつてよりはるかに「便利な世の中になったもんだ」と驚くことが多いのです。ということは２年後、３年後、あるいは10年後、20年後にはどんな「夢のようなこと」が実現されているか、想像もつきません。

そういう想像もつかないような世の中を、長生きすれば体験できることになります。

たとえば再生医療がこのまま進歩していくと、いまは一度なってしまうと治らないとされている動脈硬化などの血管系の疾患も完治できるようになるでしょう。予防だって可能になるかもしれません。

ロボット技術が進化し続けると、寝たきりのひとり暮らしでもこれといった不自由もなく暮らせるようになるでしょう。家事も介護もすべてロボットが代行してくれます。ＡＩの進化で、すでにロボット相手のおしゃべりがほぼ可能なレベルになっているそうです。

車はすべて自動運転ですから何歳になっても乗れるし、歩行もさまざまな歩行補助器が開発されて屋内から屋外まで自由に動き回れるようになっているかもしれません。階段の昇り降りができる車いすだって夢ではありません。

そして、もしそういう現実を体感できたら、「長生きしてよかったな」とつくづく思うはずです。

「長生きしても動けなければつらいだけだと思っていたけど、こんなに不自由なく暮らせるならまだまだ人生、楽しめそうだ」

そう感じることだってあるかもしれません。

とにかく**昔から「長生きして損した」と不満を漏らした人はまずいません。**世の中の進化や、長く生きたからこそ体験できたことに出合うと、みんな「長生きしてよかった」と喜びます。そういう長寿の人たちの幸福感を、まず素直に感じとってみましょう。

100歳を見通せば、老い先がゆったりしてくる

「人生百年」が現実味を帯びてくると、70代や80代であわてることはなくなります。70歳の人が「元気でいられるのもせいぜいあと10年」と考えると、やり残したことがたくさんあるような気がして気忙《きぜわ》しくなってきますが、「まだ30年あるんだ」と思えばゆったり構えることができます。

この**「ゆったり構える」というのは、長い高齢期を健康に生き抜くためにも大切な気持ち**になっていきます。「あれもやらなくちゃ」「これもやらなくちゃ」とバタバタしても、以前のように無理はできません。疲れやすくもなっていますから、そこで息切れすると「やっぱり歳なんだな」「もう思うようには身体が動かないんだな」とあきらめてしまいます。

あるいは、毎日の暮らしでも、目一杯の予定や目標をつくってしまうと、やり残

したことやできなかったことだけが増えていきます。自分でつくったノルマに振り回されてしまいます。

すると、日を重ねるごとに苛立《いらだ》ちが膨らんだり、自分を責めるようになったりしてしまいます。

これでは心の健康も身体の健康も損なわれてしまいます。

何よりイライラするばかりで日々の暮らしを楽しめません。

すべて気忙しく生きてしまうことが原因です。

でも、１００歳を見通せば、老い先が長くなります。何もあわてることはないし、できなかったことは明日に回せばいいのです。「来年もあるんだし」と考えれば、気分もゆったりとしてきます。90代半ばでも来年の目標があるというのはいいことです。

「急に病《やまい》に倒れたり、身体が動かなくなったりしたらどうするんだ」と考える人もいるでしょう。

でも、**身体が動かなくなってもできることはたくさんあります。**寝たきりになっても楽しめることだってけっこうあります。

それは本文の中でもいろいろ説明してみますが、そのときそのときのフェーズに合わせて、自分の楽しみをつくったり追いかけたりすることはできるし、これからどんどんそういう時代になっていくはずです。

とにかく「どうせ老い先短いんだから」という人生観は悲観的すぎます。そう考えて、いろいろなことを自分に禁じたりやりたいことを我慢して生きても、思いのほか長生きしてしまって、後悔する高齢者にだけはなっていただきたくないという気持ちが私にはあります。

１００歳まで元気に生きて暮らしを楽しんでいる高齢者はいまの時代、珍しくありません。

みなさん、「あっという間に１００歳になってしまった」と笑顔を浮かべるのは、年齢を気にせず、いくつになってもそのときの自分に合わせてできることを、のんびりと楽しんできたからだと思います。

不自由になっていくのが自然の老い。それを嘆いても始まらない

100歳と言われて、不自由とか寝たきりといったイメージしか浮かばない人もいます。

たとえば、施設に入って食事も排泄も介護なしではできないような高齢者を思い浮かべてしまいます。

すると、「そうなってまで生きていたいとは思わない」と考える人が出てきます。

でもそれは老いに対する冒涜《ぼうとく》、あるいはALS（筋萎縮性側索硬化症。手足、のど、舌の筋肉や呼吸に必要な筋肉がだんだん痩せて力がなくなっていく病気）のような難病に罹《かか》ってしまった人への蔑視《べっし》につながらないでしょうか。

まして、老いは自然のなりゆきです。誰でも老いるし、老いるにつれて身体やさまざまな機能が衰えていきます。

これは自然な流れですから嘆いても始まりません。衰えたその先に死が待っています。寿命です。

結局、どんなに身体が不自由になっても、わたしたちは死ぬまで生きていくしかありません。

それが何歳であろうと、死ぬまでは残された機能を活かしてできることを楽しみ、やりたいことをやっていくのが人生ということになります。

なんだか悟ったような言い回しになりましたが、要するに、**老いて衰えていく中にも楽しみの種はいくつも転がっているし、むしろ70代80代にその楽しみの種をたくさん蒔《ま》いた人ほど、幸せな１００歳を迎えられる**ということです。

たとえば、この原稿を書き始めた日に、視線でキーボードを打てる新機能のパソコンが発売されました。指が動かなくても音声入力ができるものはとっくに流通しています。声が出ない、言葉が出なくても目が見えればパソコンが動かせるのです。

そんな具合に、人間の機能を補うさまざまなツールはますます現実化していくはずです。

そうなってくると、いちばん大事なのは、私たちがどんな分野に興味や関心を持っているかということになります。好奇心や想像力が大切になってくるはずです。その好奇心や想像力を70代80代でも失うことなく暮らしている人なら、100歳になってもまだまだ楽しめる世界が残っているということになります。

むしろ科学が進歩すれば、いま70代のあなたが100歳になったときのお楽しみの世界が広がっているかもしれません。

つまり、**身体や機能の衰えを嘆くより、いまは自分が楽しめる世界をどんどん広げいくことのほうが大切**です。だから、好奇心や想像力が大事なのです。70代80代は、老いの不自由を嘆いている年代ではないのです。

「死ぬまでポクポク生きていこう」でいい

100歳まで生きるのは、いまのような長寿の時代においても幸運なことです。

ただ、平均寿命が80歳を超えているのですから、とくに女性の場合は決して手の届かない年齢ではありません。男性でも90代で亡くなる人は少しも珍しくない時代ですから、寿命という網で掬《すく》い取られてもその網の目から逃れて100歳を迎えてしまう人はいくらでもいます。

そして、自分の寿命なんて、まさに死ぬ間際になるまでわかりません。

ということは、70代80代になったら、「死ぬまでポクポク生きていこう」でいいはずです。

60代までは馬車馬のように働き、子どもを一人前に育てたりローンを返済したりして生きてきたのです。たいていの義務や責任を果たしたら、もう暮らしのリズムもポクポクでいいでしょう。

走らなくていい馬は、道端の草を食《は》んだりゴロンと横になったり、陽射しに目を細めたりしてのんびり生きています。

でも、何もしないわけではありません。ポクポクと歩くぐらいは続けることができます。

気の向くままに興味を持ったものに近づき、嫌なことは遠ざけ、自分がラクなように、愉快な気分になれるように生きていく。

急がない、あわてない、競争しない、無理しない、ノルマも目標もつくらないで、ただポクポクと歩いていく。

そういう気持ちになってしまえば、100歳はそれほど遠いゴールではありません。ポクポク歩いているだけで着いてしまうし、だんだん歩みも遅くなってゴロンと横たわって目を閉じたら死んでいた。ずっと近くで見守っていた人は、そんな印象を持つことが多いのです。

「100歳まで生きれば、それだけたくさんの苦労やつらさを背負いこむんだろうな」

そう考える人がいるとしたら間違いでしょう。

80歳過ぎてはのんびり、ゆったり、でも立ち止まらずにポクポク生きてきたら100歳、という人がほとんどなのです。

100歳は周囲の高齢者に希望を与える

もうひとつ、100歳への偏《かたよ》ったイメージとして「迷惑をかけるだけだ」というのがあります。

「子どもたちやまわりの人たちの負担になる」とか「介護の苦労をさせてしまう」といった心配です。自分が親の介護で苦労した人は、ついそう考えてしまうかもしれません。

でも、現実には違います。100歳まで生きた長寿の人は、子どもたちも含めて周囲の人たちに希望を与えることが多いのです。迷惑とか、負担や苦労といったマイナスイメージよりむしろ、100歳になっても幸せそうな笑顔を浮かべたり、子どものように無邪気な好奇心を残している人を見ていると、「僥倖《ぎょうこう》なことだな」と思ってしまいます。

70代80代の人でしたら、「私だってこれからだ」とか「80なんてまだ若い」と元気づけられます。「時間はたっぷり残されている」と気がつけば、あわてないで急がないで、自分の楽しみをゆっくり育てていこうと考えます。

実際、100歳まで生きた人は、顔もふっくらしていたり、子どものように無邪気な表情を浮かべていたりすることが多いのです。人生100年分の苦労が刻まれた深い皺《しわ》なんかありません。威厳も重々しさもなくて、どこか幼児返りしたような印象すらあります。

そういう100歳の高齢者を見ていると、たぶんほとんどの人が「長生きも悪くないな」と気がつきます。

そもそも幸せな人が長寿者になると考えれば、100歳まで生きるというのは幸せな人生のゴールを迎えたということなのでしょう。

100歳までの人生に、いまのあなたがどんなイメージを描いているかわかりませんが、「運がよければ」と思うことはあるはずです。

運のいい90代を迎えることができる人でなければ、100歳のゴールにはたどり

つけません。

そのためにも70代80代の乗り切り方が大事になってきます。

自分がこれからますます老いていくことを考えると、どうしても「できなくなること」や「残りの人生の短さ」だけが頭に浮かんでしまいますが、１００歳というゴールを意識すると変わってきます。ＡＩを始めとするテクノロジーのおかげで、医学も含めて、いまは不可能なことがどんどん可能になってきます。何も生き急ぐ必要はないのです。

いまできなくなっていることでも、10年後にはできるかもしれません。ということは、ゆったりした計画を立てても手遅れではなく、むしろちょうどいいタイミングかもしれないのです。

「どうせ、いまからでは間に合わない」

むしろそう考えてしまう人ほど、人生１００年の僥倖に見放されてしまう可能性があると私は考えています。

幸せな時間が長く残されていると思えば「いま」が幸せになる

この本は100歳を目前にした人に、「あと少しだから頑張りましょう」と励ましの声をかける本ではありません。70代80代、あるいはそれより若くても、「100歳まで生きるぞ」という意欲を取り戻してもらうための本です。

現実はどうでしょうか。70代ともなれば「元気でいられるのもあと10年か」と考える人が大勢います。そう考えた時点で、いろいろなことをあきらめたり、悔やんだり、あるいは身体の衰えや不調を嘆いたりするだけになります。

つまり「いま」が幸せではなくなってしまうのです。

いまが幸せと思えなくなれば、残された人生が幸せとは思えません。いまよりもっと老いて衰え、できないことや楽しめないことが増えてくるだけだからです。そうなってしまうと、100歳なんて特別な人、運のいい人だけがたどり着ける年齢のように感じてしまいます。

でも、「よし、100歳まで生きてやろう」という気持ちになればすべて変わってきます。

「長く生きれば医学もAIも進歩して不自由なく暮らせるようになるんだ」と気がついただけで、「そういう世の中を見たい」と思うようになるでしょう。

「あと30年も残っている」と思えば、「もう歳だから」とあきらめたり、ためらったりしていることも、「やるだけやってみるか」という気持ちになります。友人や親しい人といろいろな計画を立てることもできます。そういう日々が戻るだけで快活な気分が生まれてきます。

いままでのように、何か思い立っても「あと10年若かったらなあ」と悔やんで、できなくなったことばかり嘆いている毎日から抜け出すことができるでしょう。

これだけでも大きな変化です。**「いま」が幸せと思えるようになれば、意欲も生まれてきますし過去を悔やむこともなくなります。残された人生に、いままで感じなかったりあきらめたりしていた可能性を見つけることができるようになります。**

そうなれば１００歳までの残りの人生に、まだまだたくさんの楽しみが埋もれていることにも気がつきます。その楽しみを味わい尽くすのが残りの人生の目標になってきます。

私も60代になりました。このまま好き放題、やりたいことをやり尽くすまで生きようという気持ちは変わっていません。どっちみち寿命なんてそのときが来るまでわからないのですから、好きなことだけやり続けて１００歳まで生きられるかどうか、自分の身体で実験中だということをつけ加えておきます。

第1章

「気がつけば100歳」の人の共通点

「うっかり100歳になってしまった」

「100歳までは生きなくていい」という言葉をよく聞きます。それは老年期に向かう中年の方、60歳前後の方が言うことが多いようです。

私が「100歳まで生きる本を書く」と言えば、周囲から「100歳なんてちょっと欲張り」「80歳ぐらいで終わりにしたい」「動けなくなってまで生きたくない」。そんな言葉が返ってきそうです。

80代まで元気に生きてポックリがいい。それまで元気に生きていこうと私の本を読んでモチベーションを上げてきたのに、100歳と目標をのばされると、戸惑う人が出てくるかもしれません。

「そこまで長生きしなくてもよい」とたいていの人が思います。

しかし、あなたが80歳になったとき、90歳になったときにそう思うでしょうか。

60歳から100歳をながめると、あと40年もあります。その40年をどう生きるか不安にもなるでしょう。しかし、80歳となるとあと20年で100歳。90歳となるとあと10年です。

100歳近い人たちにお話を聞くと、「いつのまにかこんな歳になっていた」という言葉をよく聞きます。毎日生活していたら、ここまで来てしまった。ついでにもう少し生きていてもいいかなという気持ちが必ずみなさんにあります。

厚生労働省が発表した2021年の日本人の平均寿命は、男性が81・47歳、女性が87・57歳となっています。いろいろな理由で亡くなる方が多かったので、2020年の平均寿命より若干下がっています。

それでも、女性は80代後半まで生きるのは平均的なことになっているのです。あなたのまわりを見ても80代の方が元気に生活している様子を目にすることが多いと思います。

元気な80代の方が生活していた結果、「うっかり100歳になってしまった」という方が多くなってきたのです。

１００歳生きた方は、１００歳まで生きてやろうという欲張りではありませんでした。

特別な若返り方法をしていたわけでもありません。

自分なりの暮らしを楽しんできたら、うっかり１００歳になっているのです。

60歳からの40年間こそ、自分らしく生きるための大切な時間

「先生、死なない病になりました」という人もいます。

「来年の桜は見られないでしょう。もう98歳ですよ」とおっしゃる方が翌年の春に、「デイサービスの遠足で桜を見てきました。やっぱりいいですね。来年も花見しますよ」と報告してくれます。

自分の寿命は誰も決めることができません。

がんだった人も脳梗塞を患った人も糖尿病を持っていた人も、病と折り合いなが

ら普通に生活して歳を重ねてしまうことがあります。

60歳の人が100歳の自分を思い描くと、長い道のりだと思います。でもあなたが20歳のときに自分が60歳になるなんて想像もつかなかったでしょう。20歳の人にとっては、60歳なんて実感できない老人です。

20歳から60歳も長い道のりです。しかし60歳の人は「なんだかあっという間に60歳になった」「気分は20歳のころと何も変わってない」「しかし長い会社勤めだったなあ」といろいろな感慨を持つものです。

いちばん思うのは60歳になっても自分は自分だということです。夢を果たした人も夢破れた人もいるでしょうが、とりあえず生活者としての自分がいて、悲しいこともうれしいことも経験して自分がいます。

60歳までの40年間は、人間にとっていちばん忙しい時期です。仕事に恋愛、結婚、子育てというイベントの多い時期です。そのために、あっという間の40年と感じるのだといわれます。「子育てしているうちに50歳も過ぎてしまった」という女性も多くいます。

現代は出産年齢もどんどん高くなっています。35歳で子を産んだら、子が20歳のときに自分は55歳です。子が大学へ行くのなら、学費を出してあげるため親は働き続けて、自分のことより子を優先するでしょう。

「やっとひと段落と思ったら、定年が近くなった。私の人生はなんだったのだろう」と、子どもが家を出たあとの虚脱感は男女を問わず、みなさんが持つものだと思っています。60歳までの40年間はまさに激動、起伏の多い時期だったのです。

それにくらべて、60歳から100歳までの40年は、特別なイベントも少なくなり、のんべんだらりと長い年月を過ごすのではと否定的に考える人もいるようです。「やることも役割もなく、毎日ボーッと過ごすだけなのか」と考えてしまえば、40年はいかにも長いです。

それは間違いです。**高齢になるというのは生活そのものがイベント化していくのです。**ちょっとしたことにつまずき、ちょっとしたことに笑い、ささやかな幸福感に満たされたり、誰かを見送っては泣く。そんな生活をしているうちに、うかうかすると100歳近くなっていたというのが経験者の感想です。そして、**60歳から1**

００歳の40年間こそ、自分が自分であるために最適で最後の時間なのです。

もうあとはありません。大いに楽しんでうかうかと１００歳になってほしいと思います。

80代でアプリを開発した若宮正子さん

81歳でスマホアプリを開発したと話題の若宮正子さんのことは、みなさんもご存じだと思います。

現在は、デジタル庁の有識者会議のメンバーになり、園遊会には自作の「エクセル・アート」でデザインした服やバッグを身につけて参加されるという大活躍をなさっています。若宮さんの好奇心旺盛な態度は、後ろの章で説明しますが、彼女の成功は80代で一夜にしてなったわけではありません。

若宮さんがパソコンを購入したのは60歳のときです。まだまだパソコンの値段も高く、いまのような充実したネット空間もありません。それでもパソコン通信を使って外の人たちと交流を始めました。パソコン購入時は、お店に通って店員さんに使い方を教わったとのことです。まだシニア向けのパソコン教室もほとんどない時代でした。

ブログやフェイスブックなどのSNSもない時代でしたから、自力でホームページをつくり、自分の旅行の記録などを載せていきました。65歳からは、シニア向けのパソコン教室の講師を引き受け、「エクセル・アート」といって、エクセルに興味がない人に興味を持ってもらうためにエクセルを使ってデザインをし、ネットで発表することを続けていました。

その作品がマイクロソフトの担当者の目に留まって「TED×Tokyo」（TEDとは、テクノロジー、エンターテインメント、デザインの頭文字です。それぞれの分野で活躍する人が自分の活動や夢をプレゼンテーションします。世界各地で大学と提携して取り組まれています）でのスピーチにもつながったということです。

若宮さんは、75歳からアプリのプログラミングの勉強を始めたそうです。

第3章で「80の手習い」について書きますが、**ゼロからの出発よりは、60代から興味のあることに取り組みながら、時間のできた70代で探求し、80代で花開くというコースは理想的**だと考えます。

60代からは、家族や仕事のしがらみから徐々に自由になれます。再雇用で働いていても、現役時代よりは時間ができるでしょう。

私たちは「勤労が人間のいちばん大事なこと」と洗脳されていますから、働かないことに罪悪感を持ちやすいものです。ですが、70代ともなれば、あまり働かなくても世間も何も言いません。それぞれの経済に合わせて、自分らしく生活していけばいいのです。

では、若宮正子さんみたいになるには、どうすればいいのでしょうか。

それは、やはり好奇心を絶やさないことが大事なのだと思います。

日本人は謙虚なところがあります。

「老いては子に従え」なんて言葉を信じている人もまだいるのかもしれません。

「私なんか歳だから」「私の出る幕ではない」と遠慮しているほうが大人に見える、

と思い違いをしている人もいるかもしれません。

それらは間違いです。**働き盛り、子育て期間に封印していた好奇心ややりたいことを解き放ってあげるのが60歳なのです。そうして花開くのが80歳代。**

若宮正子さんの「TED × Tokyo」でのスピーチをユーチューブで見ました。その中に「私は明日死ぬとしても木に水をあげているだろう」という言葉がありました。

若宮さんの好奇心の枝は、パソコンだけではなく、ピアノや英語などたくさんの興味が木のようになって育っていくイメージです。自分の大事な好奇心の木に水やりを怠らない。「もう歳だから」「いまから始めても」とは言わない。

あなたも「どうせ歳だし、どうせ死ぬのだから、静かに散っていこう」と思わず、守りに入らないで明るく派手に生きていってほしいです。

100歳になるような人たちは、楽しんで生活をしています。その共通点は、やりたいことをやっている、です。

友達はいたほうがいい。でも、それは人間でなくてもいい

「さびしいです。仲のよい友達がいなくなりました」

そう話す患者さんは多くいます。90歳を過ぎると、今まで仲がよかった人、行き来が頻繁にあった人、電話で長電話していた人が倒れたり、亡くなったりしてしまうことが多くなります。自分だけが取り残されて、さびしいとうつの症状が表れる方もいます。

心情はとても理解できますが、冷静に考えてみましょう。客観的に見て80代ともなれば病気などで亡くなるのは当たり前なことです。友人が生き切ったことを寿《ことほ》ぐのであって、クヨクヨしていても仕方ありません。歳をとるというのはそういうものです。

0歳でも10代でもなくなってしまう人もいます。90過ぎまで生きた人は、命を

賜《たまわ》っていると思って大事に生きてほしいと思います。

臨床心理学者の故河合隼雄先生の『大人の友情』（朝日新聞社）にこんな話がありました。

妻を亡くした夫が落ち込んでいるので、子どもたちが引き取ろうとするが老人は拒否します。子どもたちは心配して見守りますが、老人はふとしたことから「石磨き」を始めたそうです。石を磨いて立派な宝石のような飾り物にする。それを人にあげたりして元気になっていくというものでした。

石磨きなんて孤独な作業のように見えますが、老人は石を磨きながら妻との楽しい思い出を頭に浮かべていたのかもしれません。人間はただ考えていると悲観的になりやすいのです。身体を動かす、手を動かすと、なぜか前向きになっていきます。精神の不思議な作用ではありますが、老人は手を動かしたことによって美しいものを発見しました。

次には、よい石を探しに川や山に行くようになるかもしれません。世の中には石好き、石愛好家はたくさんいます。石を置いてあるお店もあるかもしれません。

いまの時代なら、子どもたちのやるべきことはパソコンやスマホを買ってきて、インスタグラムか何かに老人が趣味の石を披露できる場をつくってあげることでしょう。愛好家の方々とつながれるかもしれません。

よくひとり暮らしになった親を引き取ろうとする子どもさんがいますし、親孝行だと思います。親もひとりの不安から子との同居を選ぶこともあります。

しかし、その結果があまりよくないことが多いのはみなさんもよく耳にすることでしょう。長く別々に暮らしていると、親子でも生活のやり方や興味が違うのですれ違いが多くなります。家族から年寄り扱いされると、ひとりでいるときより孤独感が増します。実際に高齢者の自殺には、独居の人より家族で暮らしている人のほうが多いのです。

ひとり暮らしになり、友もいなくなった。そんなとき、助けになるのは人間だけだとは限りません。何かをつくる、自分のことを書いてみる。その先にインターネットでつながってみる。まだまだできそうなことはたくさんあります。

人間の友達も大事ですが、自分のできそうなもの、好きなものも身近にこつこつ集めておくことも大事です。

断捨離なんて考えなくていい

「断捨離」という言葉が長く流行《はや》っています。

生活すると、どうしても捨てられないものがたまります。余計なものを捨てて生活をすっきりさせて、ものをため込まない生活をしようというものです。捨てると気持ちいいだろうという、その感覚は理解できます。**自分の趣味で断捨離がお好きなら構わないと思いますが、人に強要するのはよくありません。**

ある高齢の男性は学校の教師をしていました。社会科の先生ですが、読書が大好きで本が書斎をはみ出し、居間にも台所にも階段にも積み上げられています。妻を亡くしたあともひとりでどうにか生活していて、娘と息子が買い物や通院の手助けをしているそうです。

その元教員の子どもたちのいまの課題は、実家の本やものをどうやって捨てるかということです。

「本があり過ぎる」「もう読みもしないのだから捨てたら」「家の中が動きづらい」「これからヘルパーさんが来てくれても、掃除しづらいじゃない」。子どもたちが実家に来るたびにそう言われて責められます。

元教員の男性は、子どもたちの言うことも理解できます。捨てるものを選んでみようかと片づけに着手したこともありました。

まずは廊下の本を片づけようと坐りこんで本を選り分けていたら、「この本はここにあったのか」と懐かしい友にあったような気分になって、台所のテーブルに持ってきて読み始めてしまいました。捨てようと手にすれば本の思い出や、なぜ自分はここに付箋をつけたのだろうかと確かめたりして、本を捨てる作業は進みません。ただ本が廊下から居間に、書斎から台所に移動しただけで、ますます混沌とした状態になっていきます。

こういうとき、子どもさんたちが強制的に断捨離を開始する場合もあります。

また、ご本人があきらめて捨てることに協力することもあります。

その根底に、子どもたちの「ものでいっぱいの実家を残すなんて迷惑かけないでちょうだい。できれば家をすぐ売れるようにしておいてほしい」などという気持ちがあるかもしれません。

高齢の親のほうも「子どもに迷惑をかけちゃいけない」と考えます。

いまの高齢者はあまりにも「子どもに迷惑をかけちゃいけない」と思いすぎではないでしょうか。その先に「老いて生きている自分さえ迷惑な存在」と考えている人もいます。それは本当に悲しいことです。私たちは「人に迷惑をかけちゃいけない」という固定観念にとらわれすぎています。

親の遺品の処分ぐらいは子どもたちがしてもいいのではないでしょうか。その処分の過程で、あらためて親との思い出も蘇ってきて、いくつかは遺品として、もらいたくなるかもしれません。

知り合いの不動屋さんの話では、親が死んだ実家の後片付けを業者に任せて一気に捨てる子どもたちも多いようです。ソファやベッドから、本やアルバム、お気に入りのカップまで、子は触りもせず廃棄します。

それも潔い別れかもしれません。そうであるならば、せめて親が生きている間だけでも、自分の好きなものや思い出のあるものと暮らさせてあげてもいいのではないかと私は思います。

施設に入るときには、さすがに断捨離して大事なものしか持って行けないと思いますが、ご自宅にいる場合は、ゴミ屋敷ではないのなら無理やりの断捨離はすすめません。

その断捨離が、自分の考えなのか、子どもや親類に迷惑をかけないためのものかを考えてください。

１００歳まで生きる人の共通点は、ある程度わがままだということです。娘や息子が「捨てろ」と言っても、「私には大事なのよ」「私が死んだら、どうにでもしてちょうだい」と言えることが大切です。「ほんとうに、お母さんってわがままなんだから。あとに残された私たちが大変でしょう」と言われても、屁《へ》の河童《かっぱ》です。

どうぞ好きなものに囲まれて、しぶとくわがままに生きていきましょう。

「年下の友達」をつくろう

高齢になってもお元気な方の共通点は、何より年下の友達がいることです。高齢になればなるほど、親しい人とのお別れを重ねてさびしくなります。友達がいなくなると嘆く人が多いと書きましたが、年下に友達がいれば先に逝かれることも少なく、たいていの場合はあなたのことを見送ってくれます。

年下の友達が大事と考えて思い浮かべたのは、２０２１年に99歳で亡くなった瀬戸内寂聴さんです。寂聴さんには晩年、66歳下の瀬尾まなほさんという秘書がいました。寂聴さんは若い秘書から新しい知識や感覚を取り入れていたと思います。瀬尾さんが着ていた服を「私も着たい」と購入したこともあるそうです。

寂聴さんが瀬尾さんという若い秘書を大事にしたのは、彼女から思ってもみないエネルギーをもらっていたからでしょう。同世代が集まると、病気の話や死んだ仲間の話になりがちですが、年が離れている友人からは、いま現実に若い世代が何を考えているか知ることができます。小説家の寂聴さんだけではなく、私たちも違う世代の興味や悩みを知ってみるのは社会を見るうえで役に立ちそうです。

最近は、お孫さんのサポートでユーチューブなどで発信をする高齢者も増えました。

よく聞くのは、「娘にスマホを教えてもらおうとしても、すぐに喧嘩になる。孫のほうが丁寧に教えてくれる」という話です。たぶん、子どもとはうまくいかないという話ではなく、世代によるＩＴ知識の差なのかもしれません。孫世代は息をするようにスマホを使いこなしますから、教え方も上手なのでしょう。娘さんの世代はやっと情報を受け取ることが当たり前になった世代なので、苦手な相手に教えることが雑になるのだと思います。

5歳下でも60歳下でも年下の友達を持っていると、刺激を受けますし、もしかしたら最後のときに大事な役目を任すことができるかもしれません。

そんな若い友達はどこで探したらいいのか、と聞かれます。

手近なところでは、孫がいたら仲良くなっておきましょう。孫は、親に反発しても祖父母には心開く場合が多いです。

そのためには、あなたが聞き役をしなくてはいけません。親というのは忙しくて、子どもの話をきちんと聞いていないことが多いのです。反抗期ともなれば、親に悪態をつくようになります。でも普通はみんな、いい子がベースにあります。特に高齢者にはやさしいのがいまの若い人たちです。孫のいい面を引き出すという役目も高齢者にはあります。

友達というものは一方通行ではありません。受け取るばかりではなく贈らないといけないのです。贈りものはお金やものだけではありません。相手の話を聞く、励ます、心配するというのも大きな贈りものです。

また、若い人を育てるという気持ちも大事です。

寂聴さんは、若い秘書から養分を受け取りながら、彼女を励まし、育て、一人前の大人にしていきました。ただ若さを利用するだけなら感謝はされなかったでしょう。高齢者には次世代を育てるという役目があります。

ただし、男性はちょっと注意してください。

その役目を勘違いしやすいのが男性です。

たとえば、若い人に過去の自分の栄光を自慢してしまいます。「昔の私ならこんなこと簡単にやったのに」「30代でプロジェクトを率いていた」「まったく最近の若い者はなっとらん」と言っている男性をよく見かけませんか？　こういう男性は年下どころか、同世代の友達もできにくいので孤独になります。

昔の栄光は捨てましょう。いま何に興味を持っているのか、何が好きなのかが大事です。過去ではなく、いまを楽しんで生きると人は趣味を通じて友達ができます。

年下の友達ができる人の共通点は、いまを楽しんで生きている人と言えるでしょう。

100歳まで生きる人の最大の共通点「わがまま」であること

友達が必要だと聞くと、たくさん友達をつくろうとする方がいます。

デイサービスや趣味の会で雑談するのは大事なことです。日々のお喋りは大事にしてほしいと思います。でも、全員とはお友達になれません。

サービス精神が旺盛な人は、誰にでもやさしく全力で会話を盛り上げようとします。そうして疲れてしまい、「もうデイサービスに行きたくない」となることもあります。高齢になったら、みんなに好かれたいという気持ちは捨てないといけません。

友達は、ひとりでもふたりでも良質な関係を大事にしましょう。高齢になると、手紙もメールも面倒になるものです。実際問題として交際範囲が広いと疲れます。人づき合いにはメリハリをつけることが大事です。その場その場で挨拶だけする人、お喋りする人、手紙を書いてやり取りをする人、距離を取りたい人。いろいろな人がいるはずです。

100歳まで生きる人の最大の共通点は、「わがまま」であることだと私は思っています。90歳を過ぎてわがままでない人などあまりいません。もうすぐこの世とおさらばするのに、なんで人に気をつかわないといけないのでしょう。

あるおばあちゃんは、外では愛想がよく、家の中では無口でわがままだったそうです。愛想がよくても、気に入らない人の電話には居留守を使う。友達の葬式も欠席する。年賀状はそうそうにやめる。子どもたちは、人づき合いが好きではない人だと思っていたそうです。ところが、亡くなったあとにたくさんの手紙が出てきました。

それは遠くにいる友達とのやりとりだったそうです。その友達とおばあちゃんは、手紙の中で、どんなドラマや本が面白かったかと情報交換をしていたり、愚痴を打ち明けたりしていました。

子どもたちは「わがままな祖母だったけど、よい友人がいたんだな」と気がついたそうです。おばあちゃんは99歳で亡くなり、手紙のやり取りをしていた友達に連絡するとこちらも97歳でまだお元気だったそうです。

わがまま上等です。口をききたくないときは黙っていましょう。人にどう思われても、私たちの向かう先はひとつです。好きな人とだけつき合う。

長生きの秘訣は、相手に合わせない、協調しないということです。相手に合わせているだけで寿命が縮まります。相手に合わせるというのは、ストレスなのです。ストレスは病気のもとになります。好きな人とだけつき合う、いいところだけいただいてよいのです。

柔軟性のあるわがままが長生きにつながる

ただ、あまりにわがままだと家族に疎《うと》まれることもあります。そこらへんはうまくやりましょう。**コツは「かわいくわがまま」**です。不機嫌な顔はせず、気が進まないということを話します。子どものわがままとは違います。道理があるはずなので、やりたくない理由を説明しましょう。

また、ある程度、妥協して、その中でわがままでいることもできます。

デイサービスへ行くのは嫌だけど、家族が喜ぶから週1回だけ行くことにしたYさんがいます。Yさんは家の中ではやりたいことがいっぱいあります。本は読みたいし、韓流ドラマは見たいし、庭の手入れもしたい。退屈はぜんぜんしていなかったのですが、別居している子どもたちがデイサービスに行かせたがります。

いちばんの目的は筋力を鍛えること。Yさんがインドア派なので、運動不足で筋力が弱ると心配しているのです。Yさんは家事と庭仕事で十分運動になっていると考えていましたが、要支援1なのにデイサービスに行かせたがる子どもたちの気持ちをYさんは汲《く》みました。

子どもたちは、ひとり暮らしのYさんがケアマネジャーさんや施設の人とつながることで、見守りも強化したいという気持ちがありました。それに、子として親のために行動したという満足感も得られます。

Yさんは、デイサービスのちぎり絵やカラオケには参加しないで本を読んで過ごせるなら、ランチと運動をするつもりで行くと承諾しました。ケアマネジャーさんは、特別にお食事の評判のいい施設を選びました。このこともYさんは、威張って要求するのではなく、ケアマネジャーさんにお願いする気持ちで話しました。その話を聞いて、子どもたちは「わがままね」と言いましたが、まずは行けばどうにかなるだろうと思って安心しました。

Yさんは、今は週2回デイサービスに通い、レクリエーションの時間には本を読んでいます。「家だと、家事やら庭仕事で集中できないけれど、デイサービスのソファは集中できる」と話しています。

仲のいい同年配もできました。韓流ドラマのファンがふたりいたのです。ランチのときは、一緒の席にしてもらい、ドラマの感想を話し合います。それを聞いてスタッフが「カラオケのときに別室で韓流ドラマを見ますか?」と聞いてきたそうです。サービスのつもりだったのでしょう。Yさんたちは言いました。「韓流ドラマはね、ひとりで見たい。ひとりのほうが思う存分浸れるから、結構」。ひとりで楽しみ、楽しみを分かち合う、とてもわがままでよい考え方だと思いました。

Yさんは毎年、脳機能のテストを受けていますが、脳の機能は衰えていませんし、デイサービスのおかげで筋力がついたのか、家の中でつまずくことが少なくなったそうです。デイサービスで専門の方に運動を教えられるということは、日々のモチベーションが上がると話していました。

自分の流儀は譲らなくても、新しい出来事も受け入れてみる。そういう柔軟性のあるわがままな高齢者が長生きすると感じています。

老いは冒険。楽しんで生きる

「あ〜あ、今日も一日、何もなく無事に過ごしました」と感謝して寝るのだと話す高齢男性がいました。宗教心がある方ではなく、「無事でいることが年寄りには冒険なんです」と笑っています。聞くと、近所の人や友人の多くが家の中や庭などの身近な場所で転んで骨折が原因で入院したそうです。家の中は危険。それを乗り越えながら今日も無事だったと思うそうです。

たしかに高齢になると日々の生活が冒険なのかもしれません。若い人から見たら、動きはスローでたいした仕事をしていないように見えても、一日を乗り越え生活するのは、若い人が考えるより大仕事なのです。

小さな子どもが「ああ、楽しかった」と言う言葉を聞いたことはありませんか。

「楽しかったね。あしたも遊ぼうね」

そんな時代が誰にもありましたが、早い段階から受験勉強をしたり仕事人間となり、心から「楽しいなあ」という気持ちを忘れているときがあります。

値段の高いブランドものを買ったり、素敵なレストランでの食事をSNSでアップしたりして充実した生活をしている人が、本当に「ああ、楽しい」と思っているでしょうか。楽しさは一瞬で、また次の楽しさを目指して、結局忙しくしています。

子どもの楽しさは、もっと単純です。草むらを駆けまわったり、好きなゲームに熱中したり、楽しい要素は身近にあります。

よく、歳をとると子どもに戻る、と言われるのは、この単純なことを楽しむ能力が回復してくるからではないかと私は思っています。お金や見栄えではないのです。

高齢になれば、人の目はどうでもいい、**自分が「楽しいか、楽しくないか」で生きる子どものようなところが、100歳まで生きる人たちの共通点**に思えてきます。

自分軸で動いているので、人に何を言われてもぶれません。

画家の熊谷守一氏は、何十年も自宅の庭から外に出ずに過ごしました。妻と碁を打って、庭を眺めて絵を描く。それだけで「楽しい」一日があったのでしょう。長生きした醍醐味というのは、子どものような自分に戻ることなのかもしれません。

ある学者さんは「老いは発見だ」とも言います。できたことができなくなっていきます。瓶《びん》の蓋《ふた》が開けられない、小さな段差でつまずく、固いものが食べられなくなる。「人間はこうやって衰えていくのだ」と考え工夫していくのだそうです。

なにげなく生きて生活していたことに壁ができて、それを克服していく。まさに冒険ですね。冒険のやり方はさまざまです。子ども時代より個体差がとても大きいので、自分の冒険は自分で対処していくしかありません。先達《せんだつ》の教えやネット情報にも役に立つものも役に立たないもののもあるので、自分の経験と勘が大事になります。

この冒険のお供は楽しむ心です。

「あれもできなくなった」「こんなことができない」。できないことを数える人がいますが、「こんなこともできなくなったのか」と驚き、さてどうするか考え、その状態で楽しめることを考える。

100歳を生きる人に必要なのは、なんでも楽しんで生きるように工夫する気持ちです。

96歳で亡くなった俳人の金子兜太《とうた》さんが晩年によく講演で話していたのは、尿瓶の話です。夜に何度もトイレへ行きたくなる。しかし布団を出るのが嫌だ。トイレへ行っても夜の転倒が怖い。そのために尿瓶を使ってみたら、実によい具合で、すっきりして眠れるそうです。こんないいものがあったのかと人にすすめていました。これもひとつの発見です。

若いときには気がつかなかった発見を楽しんでみる。自分の失敗も笑い話にしてみると、楽しい出来事に変換されます。

老いをあまり怖がらずに、自分の力をどこまで楽しめるか、生きられるだけ生きていきましょう。100歳に届くかどうか、息の長い実験と考えて気長に構えてください。

第2章

幸せな長生きのために、いまあなたができること

老後に、いろいろ手を出すのは恥ずかしいことではない

　ある俳句を楽しむ高齢の男性がいました。定年後から始めた俳句でしたが、才があったのでしょう。めきめき腕をあげていき、カルチャースクールから結社に入り、事務能力の高さをかわれ、事務局も手伝っています。

　彼は長年、企業戦士としてものを売る仕事をしていましたが、大学生の頃は文学青年でした。それが現役中は仕事と家庭の忙しさにかまけて、本も読まない日々を過ごしました。定年後、再雇用になりましたが、時間ができたので運動をしようと市民センターのプールへ行ったときに俳句の講座のチラシを目にしたそうです。

　思い切って講座の扉を開けると、女性しかいません。自分より高齢な女性たちに圧倒されながらも、その女性たちがちやほやしてくれるので居心地はよく、はまっていったと話していました。

彼は84歳となります。61歳から始めた俳句も20年以上のキャリアとなり、はじめに俳句に導いてくれた先生も亡くなりました。

そんな彼が最近、困った顔をして話しました。

「おかげさまで身体の調子はいいのですが、困ったことがあります」とのことです。

何かと思うと、趣味は俳句を一筋にやってきたのだが、最近は短歌にも興味を持ってしまったとのことです。

テレビで歌人の永田和宏さんのインタビュー番組を見て、永田さんの亡き妻、河野裕子さんとの短歌の話を聞いているうちに短歌に興味を持ち始めたそうです。私も同じ番組を見ていたので、話が弾みました。

その後、彼は万葉集から俵万智まで本を読み漁って、自分で短歌もつくるようになりました。

でも、俳句仲間には内緒だったそうです。

「だって、俳句一筋にやってきたのに、いまさら短歌なんて恥ずかしいでしょう」

「裏切り者とか思われたくないし」

私は俳句と短歌の両方をやってはダメなのかよく知りませんが、その男性はもともと真面目な方ですから、いろいろなことに手を出す自分が恥ずかしかったのでしょう。

短歌をつくっていれば、どこかに発表したくなるのが人間です。ダメもとで新聞の短歌欄に送ったところ、特選に選ばれて名前が出ました。もちろん俳句仲間も知るところとなりました。

結果はみんながほめてくれたそうです。「いい短歌だった」「短歌の才能があっても、俳句は続けてね」。冷たい反応ではなく、ほめてくれたのがうれしくて、短歌もがんばることにしたそうです。

心変わりや変節は
どんどんしたほうがいい

私たちは「この道一筋」が好きです。趣味でも食べ物の好みでも、自分の嗜好《しこう》にあっているのはこれだと思い込んでしまいます。とくに高齢になると頑固に守りの姿勢になります。

なぜなら、自分が好きだったもの以外にいいものが見つかったら、いままで自分が執着してきたのはなんだったのかと少し虚しくなるからです。

私は**心変わりや変節はむしろよいこと**だと思っています。

それは心が自由であること、柔軟性がある証拠です。

脳が柔軟に動いているうちは、認知症もさほど怖くありません。

高齢者には時間はあります。それなのに、興味を持っても「いまさら私が勉強したって」「いまさら知ってどうなるの」と言う方が多いのですが、むしろ**いろいろなものに興味を持つことは健康な証拠**です。

知人のドクターの母親は、元看護師で厳しい方だったそうです。それが友人の娘さんが出るというお芝居を観てから演劇にはまったのが75歳のとき。それから東京の劇場通いが始まり、ついに地元の市民劇に女優としてデビューしたのが82歳でした。

ドクターは言います。

「昔、私が映画やお芝居を観に行くと、そんな娯楽はくだらない。勉強しなさいとすぐ叱ったんだよ」

医師になるようにレールを敷いた母だったそうです。子としては「言っていたことと違うじゃないか」と思う半面、老いた母が好きなことに夢中になり、いまは一緒に演劇の話ができるようになったことを喜んでいます。

老いての心変わり、けっこう大事なことかもしれません。

そういう親に、子どもはむしろ安心もするし、親しみも感じてくれるからです。

高齢者がネットを利用するときの注意点とは？

高齢者もインターネットを利用して、もっと世界を広げてほしいと思っています。

最近ではユーチューブで動画投稿される方もいます。孫の助けを借りながら、ひとり暮らしや料理を紹介する動画も流行っています。

山の中で生活し、日々の自然の移り変わりをクラシックの音楽とともに動画を配信している78歳の女性もいます。その動画のコメント欄を見ると英語のコメントが多いのです。海外の方が「ワンダフル！」と感動してくれます。彼女は動画だけでなく、英語でコメントの返信をするために英語の勉強を始めました。

身体が思うように動かなくなった高齢者にとっては、インターネットは娯楽や交流におおいに利用してほしいツールです。

ルポライターの鈴木大介さんに『ネット右翼になった父』（講談社現代新書）という著書があります。鈴木さんは、父親がネット右翼的なユーチューブばかり見ていて差別主義者になったように感じて父親を避けていました。亡くなってから、父親の本当の姿を知ろうとする物語です。最後に著者は心の中で父との和解ができるのですが、示唆《しさ》に富んだ本でした。

この本でユーチューブの弊害を著者は考えます。ユーチューブに限らず、インターネットはアルゴリズムによって相手が気に入りそうな情報を差し出してくれます。

ある動画を見たら、その動画と関連する動画が次々おすすめされてきます。

また、広告も利用者が検索して調べた興味に従って広告を表示していきます。

私は高齢者にインターネットをすすめますが、問題もあります。

「子どもにネット・リテラシーをつけさせよう」と言われますが、高齢者にもネット・リテラシーをつけてもらわないといけないでしょう。

とくにいまの高齢者は子どものときからネットに触れていないので、ネットの情報を公共の情報と勘違いしてしまうときもあるかもしれません。

リテラシーとは、読み書きする能力のことを言います。一般的には「特定の分野を理解し、適切に判断し活用する能力」のことです。

ネットの情報は玉石混交《ぎょくせきこんこう》です。よいものもあればゴミ情報もあります。それを判断していかなくてはいけません。

「ファクト」という言葉もご存じでしょう。ちゃんとした事実というような意味です。ネットで流れる情報の中には偽物も多く混ざっています。嘘を故意に流すだけでなく、嘘の情報を真実だと思って拡散する人もいます。

詐欺集団も次々あの手この手を考えていきます。

ネット上での詐欺が増えています。

怖いことをたくさん言われると、「ネットに触るのも怖い」と拒否される方がいますが、要は使い方なのです。

オレオレ詐欺が流行った頃に、電話に出ない高齢者は増えました。留守番電話にして電話に出ない。知っている人の名がディスプレイに出たら出るなどと、電話機も恐れられていました。

怖いから触らないではなく、必要なのはリテラシーです。

人の話や情報をすぐに鵜呑《うの》みにせず、自分で考える。災害のときなどにも情報が飛び交いますが、いつも冷静に状況を見ておたおたしないでいたいものです。

まわりがパニックになっても、冷静に構えていられるのが高齢になった者の役目です。

エロいものでもバカバカしいものでも何にはまってもいいと思います。それがあなたの活力になるなら趣味をとやかくは言えません。ただ、いつのときも広く客観的な心を持ってほしいと思います。

歳をとったら、できるだけ言葉に出して気持ちを伝えよう

男性に多いのですが、老いると言葉数が少なくなる方がいます。高齢者の集まりでも女性がお喋りで盛り上がり、男性はむっつりしている。まわりの評価は、「なんだか気難しい年寄りだね」「男性ってそうよね」となります。最終的には放っておこうということになり、あなたはさびしい思いをして、「もう集まりには行かない」ということになります。

Kさんという85歳の男性と話したことがあります。世界中旅をして趣味もたくさんある人なのに、デイサービスでいつもひとりぼっちになっていました。

ある日、若い女性スタッフが近づいてきました。

エプロンにライオンのブローチをしています。つい「かわいいライオンだ」とほ

めたら、とても喜んでくれました。そのスタッフにKさんは言われたそうです。

「ほめられるとうれしいわ。Kさん、あのテーブルの人たちもほめてみて」

Kさんは考えながら、「右端の人は真っ白い髪が素敵だ、真ん中の人は背筋が伸びている。ああなりたいもんだ」と話しました。

女性スタッフから、「お昼のときにそれを言葉にして言ってみてください。これも実験です。みんながKさんとお話しするようになるかどうか、試してみましょう」と提案されました。

その若いスタッフはKさんのお気に入りです。少しくらい言うことを聞こうかと思いました。

昼ご飯のときに、真正面に座った90代の女性と目が合ったので「その髪は雪のようにきれいですね」と話しかけたそうです。一瞬まわりもびっくりして固まったそうですが、その女性が「わたしの自慢は髪だけ」と応じたので、テーブルにいた人も話し始めました。「髪だけじゃないわよ、手先も器用なんですよ、この人」「でも、いちばんはHさんね。この間素敵な絵を描いたのよ」などとお喋りが始まりました。

Kさんにも趣味やどこから来ているのなどの質問が始まりました。

Kさんの感想は、やっぱりお喋りは楽しいものだとのことでした。自分はリハビリのために来ているから、たわいもないお喋りなんかどうでもいいと思っていたそうですが、デイサービスでのたわいもないお喋りって精神的にいいものだとわかったそうです。

それ以前のKさんは、趣味のクラシックや海外の話はできますが、そんな話をしても知ったかぶりの老人のようだし、病気の愚痴《ぐち》を言っても仕方がないしと考えていました。

「いまでは、ボケ役をやっています」とKさんは笑います。

芸能ゴシップや世事に疎いので、Kさんが知らないと「本当にこの人はものを知らないんだから」と言われ、「まったくです」と頭をかく。みんなで病気の愚痴を言いあう。膝が痛い、トイレが近い、固いものが食べられないと言うと、「Kさんなんてまだまだ」とはげまされます。

「動かないのにお腹だけ空く」。そんな雑談をし、デイサービスを出るときはなにか元気が出ていました。

デイサービスでの経験は、子どもたちとの関係にもよい影響があったそうです。

なるべく言葉で感謝を伝える。まめにＬＩＮＥする。

そんなことをしただけなのですが、相手からの言葉が違ってきたと言っていました。

ぼんやりと機嫌よく過ごす。隠居生活のすすめ

私の好きな画家のひとりに熊谷守一《くまがいもりかず》さんがいます。晩年に描いた明るい色彩の蝶や鳥の絵があります。正直、子どもが描けるような線です。でも、そういう絵を見ているとほんわりとしてきます。

熊谷さんは、97歳で昭和52年に亡くなりました。『へたも絵のうち』（平凡社）という自伝がありますが、それは91歳のときに日本経済新聞の「私の履歴書」に掲載

されたものです。晩年は自宅の庭より外に出ずに、庭で草木、虫、鳥や空を眺めて、夜に絵を描いて過ごしていました。

熊谷さんの晩年は『モリのいる場所』という映画になっていて、山﨑努さんが熊谷守一役、妻役は樹木希林さんが演じています。もし、まだならぜひ観てみてください。

熊谷さんは、朝起きて午前中は妻と碁を打ち、昼寝をして、夜にアトリエに籠《こも》るという生活を何十年も続けていたそうです。昼間は庭を眺めぼんやり過ごしていました。

忙しく働いてきた私たちは、ぼんやり過ごすことが苦手です。ぼんやりすることは無駄だと思いがちになっています。効率よく物事をこなしていく人が優秀だと思われてきました。そう考える癖がなかなか抜けません。

高齢になっても、あれやこれやスケジュール表に予定がないと安心しない。スケジュール表に「病院の予定しかない。情けないです」と落ち込む男性がいます。何かやらなくてはと、草取りをして片づけて孫のお祝いを買いに行って、1万歩歩いて、運動もして、と生活がノルマだらけになっていないでしょうか。

忙しいことはよいことです。脳も活発に動き、交流があって生きがいになるでしょう。しかし、80代後半から90代になると、足腰が弱ってくるのも避けられないことです。草取りもウォーキングもできなくなる日が来るかもしれません。

ぼんやり時間を過ごすことが苦手な人は、たちまち落ち込んで、自分はダメな人間だ、役立たずだと悲観するようです。

寿命が延びたぶんの時間の過ごし方には、ぼんやり機嫌よく過ごすというやり方もあります。90歳になっていきなり熊谷守一のような仙人にはなれないと思うでしょうが、大丈夫、高齢だと少しずつぼんやりしてくるものです。それを落ち込まないで日々の季節の移ろいや生活を楽しむ。それが隠居生活の醍醐味です。

隠居生活を楽しむためには、インドアの趣味をひとつふたつ持っているといいでしょう。将棋や碁ができると施設などに行っても誰かと楽しめるかもしれません。映画を楽しんだり落語を聞いたり、ひきこもりの隠居になってもやれることを50、60代から培っておくことは大事です。

熊谷さんが先の本にこう書いています。

私はほんとうに不心得ものです。気に入らぬことがいっぱいあっても、それにさからったり戦ったりはせずに、退き退きして生きてきたのです。ほんとうに消極的で、亡国民だと思ってもらえればまず間違いありません。

私はだから、誰が相手にしてくれなくとも、石ころ一つとでも十分暮らせます。石ころをじっとながめているだけで、何日も何月も暮らせます。監獄にはいって、いちばん楽々と生きていける人間は、広い世の中で、この私かもしれません。

地方の農村などに行くと、熊谷さんのようにいい顔をしたご隠居さんがいそうな気がします。都会でも、施設暮らしでも、ぼんやりと機嫌よく過ごす高齢者はいるものです。

「ああなったらつまらない」と思うのは、まだどこかで自分にノルマを課す習慣が残っているせいかもしれません。**人生１００年を穏やかに生き切るなら、「目指せ、**

隠居道」の境地も必要かもしれません。ぼんやりとしている時間が増えてくるというのは少しも悪いことではないのです。

熊谷さんが長年住んだ跡地（東京都豊島区）は、現在、熊谷守一美術館になっています。隠居道を学ぶために一度訪ねてみるのもいいと思います。

できなかったことより、できたことをカウントする

若いときには楽々とできたことが、老いてくるとできなくなります。

ほとんどの人が60歳頃から自分の体力や知能の衰えを感じていきます。徹夜はできない。旅行から帰ってくると疲れて２、３日ダウンする、たくさん荷物が持てない、知っているはずの固有名詞が出てこない、できなくなっていくことをあげればきりがありません。

あなたのまわりにも、会えば「できない話」ばかり話す人はいませんか。

「もう、目がしょぼしょぼして、テレビ見るのもおっくうだし、本も読まないわ」と会えば同じ話をします。そういう人になってしまうと、友達も同じような人ばかり集まり、みんなでできないことの自慢合戦になることもあるでしょう。

ただ、こういう方は家族や若い人に疎まれやすくなります。

若い人には日々衰えていく肉体の感覚はわからないものです。同世代なら「わかるわかる」と盛り上がれる話でも、若い人は共感する術《すべ》はないのです。その結果、会話は退屈なものになります。「子や孫がわかってくれない」と嘆いても仕方ないのです。彼らにはわからないのです。あなたが若いときに高齢者の思いを慮《おもんぱか》ることはできたでしょうか。

できれば、**同世代以外の会話の中でできなくなったことを嘆くことはやめましょう**。つまらない高齢者と思われるだけです。

また、年上の人にもできないことを嘆いても、80歳以上の方はできないことの最先端を生きているので、「あなたなんてまだまだよ」とあしらわれます。

できなくなっていくのは生物学的に仕方のないこと。そこにこだわり続けていると、老人性うつ病になりかねません。

それよりも、いまできることを大切にしていきましょう。

できることがまだまだあるはずです。本が読むのがつらくなったら、オーディオブックという手もあります。手元の新聞や雑誌などにゆっくり目を通すのもいいでしょう。新しい話題を仕入れてみる努力をしてみましょう。わからないことは調べたり、若い人に聞いてみたりします。そんな努力をしてみることが老いた脳には大事なのです。

自由な心で暮らすとは、いまの自分を肯定することです。昔の自分とは比べない。もう昔の自分はいないのです。でも、円熟したあなたがいます。**まだまだ、あなたにはできることがあるはずです。それを喜んでいきましょう。**

夜更かしできないのは当たり前のことです。脳は睡眠によって脳の老廃物をデトックスしています。認知症予防には睡眠は大事な要素になります。

「夜更かしできなくなった」ではなく「たくさん寝ている」ことを喜びましょう。

「仕事がない」と悲観するより、「この収入でどうやりくりするか」の冒険の生活を楽しみましょう。

現在は便利なものがたくさん出てきました。それらの機器ができなくなったことを助けてくれます。

ある87歳のひとり暮らしの男性の日課は、具沢山の味噌汁をつくることとです。それさえあれば、買ってきたお惣菜ひとつで心豊かな食事ができるそうです。いろいろできなくなってきたけれど、今日も味噌汁をつくることができた。そのことを話してくれるだけで、まわりの人に明るい気持ちを持たせることができるんだなと私は思いました。

ぜひ、今日は何ができたと話してみてください。できたことだけではなく、きれいな雲を見たとかトンボが飛んでいたとかでもいいのです。あなたの発見も話してみましょう。同世代の会話でも、違う流れが出てきますし、若い人もあなたの話に耳を傾けてくれるかもしれません。

「ひとりを楽しめる自分」をつくる

第1章でも触れましたが、100歳近くなると友達はまわりからいなくなります。心配して訪ねてくる人はいても、孤独になっていくのは必然なことです。**老齢期に入るときに必要なことはひとりでいる力をつける、ひとりでも楽しめる技を持つことだと思っています。**

本当は、ひとりで楽しめる力は子どもにも必要です。

昨今、いじめやSNSの被害や若年者の犯罪のいろいろなものの底にはさびしさがあると思っています。人とつながりたいと友達やSNSに依存しがちになります。「ぼっちが怖い」「ぼっちと思われたくない」という言葉もよく耳にします。こういう体質と性格のまま大人になり高齢になると、やっかいな高齢者になることでしょう。

そう考えると「オタク」というのは、生存的には強い性質を持っているのかもしれません。時流に流されずに好きなものは好きなのです。ひとりで自分が撮った写真を眺めていれば幸せです。思い出も蘇ってきます。

Fさんは若い頃から鉄道ファンでした。青春18きっぷで日本の鉄道は全部乗りました。

子育ても終わり、お金に余裕ができてからはカメラに凝りだして、珍しい写真を撮りに行きます。それをパソコンで整理して楽しんでいます。

娘に言われたそうです。「そんなにお金をかけて写真を撮っているのなら、コンテストに出せば」と。でも、別に人に見せるためでもないし、人の評価がほしいわけでもないとFさんは答えました。

「それなら、せめて家族や友達に見せてよ」と娘さんに言われて、ブログの開設の仕方を教え込まれたそうです。四苦八苦してブログに写真をあげると、孫が「旅に出かけたくなった」とコメントをしてくれるそうです。

その後、病を持ち、ひとり暮らしの生活をすることに精いっぱいで、新たな写真は撮れなくなりました。今は、昔の写真を少しずつブログに載せて思い出をつづっているそうです。

「もしかしたら、これだけが私の形見になるかもしれないけど、けっこう大変な作業になっています」と話していました。Fさん亡き後も、Fさんの思い出はブログに残るのです。

　簡単にひとりを楽しめる自分になるといっても、高齢になってからは急にオタクになれないと言われたこともあります。私も若い頃から趣味を持っていて継続しているのが理想とは思います。

　しかし、**70代でも80代でも何かにはまる人はいます。そのためには子どものような心と好奇心が必要なのかもしれません。**

　70代でアイドルや韓流ドラマに夢中になる人もいますし、囲碁を始める人もいますし、薔薇《ばら》を育てはじめる人もいます。どうぞ、ひとりの時間に機嫌よく過ごせる自分を開発していってください。

自分の自由を守るために在宅での暮らしを大事にする

身体がまったく動かなくなって医療的処置が必要だったら、施設へ入るのも仕方ないかもしれませんが、実際に身体が動かず医療的処置が必要なALS（筋萎縮性側索硬化症）の方が、訪問医療、訪問介護、訪問ヘルパーの支援の下に自宅で過ごしています。動かせるのがまばたきだけになってもパソコンを操作しています。そういうことを考えると、施設に入るのも簡単に決断しないで、じっくり考えてほしいと思います。

有名な小児科医で文筆家である松田道雄さんが『日常を愛する』（平凡社）という著書で次のように書いていました。

自分の家から離れられないというのは、自分の日常から別れたくないからである。部屋、台所、戸棚、押し入れ、ふとん、食器、衣類、庭、すべてが、自分の美しかった日常の舞台であり、小道具であったのだ。そのひとつひとつが、柱のきず、壁のしみまで孤独の生を安定させるために必要だった。

どんなに狭くて汚くても我が家は我が家です。

高齢になると、家事も完ぺきにはできません。洗い物がたまっていたり、ものがきちんと片づけられていなかったり、シーツが汚れたりしています。たまに来る子どもや福祉の人は顔をしかめ、「衛生的ではない」と言います。ひとりではもう家事は無理だから施設に入りなさいとすすめる人のほうが多いでしょう。

施設に入れれば、清潔に暮らせて、食べることに心配はいりません。

施設に入所すると、「これで安心でしょう」と支援者は去っていきます。子どもはめったに来ない、行政の保健師さんやケアマネジャーさんが訪問してくれることもない。毎日同じスタッフがお世話をしてくれて、何もしなくてもよい。

「これで安心だわ」と言うときの安心は、高齢者の安心ではなく、まわりの安心なのでしょう。ひとり暮らしで孤独死をしてもらっては困る。子も行政も責められるからです。まずは施設に入れれば安心なのです。

私は孤独死が不幸だとも限らないと思います。自分の城で死ぬのは本望と思う方は多いでしょう。孤独死を嫌がるのは、まわりの人です。迷惑がかかるからです。高齢者も迷惑をかけるのをおそれて、子どもや支援者たちの言う通りにしてしまいます。

でも、高齢者本人の自由は確実に奪われます。

朝は、濃いコーヒーを一杯飲みたいという人がいました。自分でのろのろとゆっくり動き、豆を機械で挽きドリップをしてコーヒーを淹《い》れて、朝ドラを見て家事をしてから10時半に朝昼兼用のご飯を食べます。夕食は5時に好きなものを食べ、寝る前にタブレットで映画や動画を見て寝ます。

そんな方が、大腿骨頸部《だいたいこっけいぶ》を骨折して入院したあとに施設に入れられてしまいました。リハビリのおかげで、押し車を使って歩けるようにはなったのですが、気持ちが落ち込んでいたために、まわりがすすめる施設入所を承諾してしまったのです。

しかし、施設には朝のコーヒーはありませんでした。朝、昼、晩と同じような食事を食べます。口に合わなくて残すと、「全部食べなさい」と食べさせようとします。インスタントコーヒーは許可してもらい、部屋で飲めるようになりましたが、いちいち施設の許可がいります。さらには、施設にはＷｉ－Ｆｉが設置されていなかったのです。タブレットを持ってきても動画を見ることもできません。部屋にテレビもなく、みんなが集まる食堂でしかテレビは見られませんが、ほかの人が見ているのにチャンネルを変えてとは言えません。

一週間は我慢したそうですが、耐えられなくなり「家に帰りたい」と訴えて騒いで家に帰らせてもらったそうです。この方の子どもたちに理解があったので家に帰ることができました。

ときに、高齢者の「家に帰りたい」という希望は、認知症の不穏行動だと関係者に認識されて、向精神薬を服用させられたりして、施設に入ったら簡単には家に戻れない場合もあります。

ですので、施設に入るときはよくよく考えてほしいと思います。

できることなら在宅でどこまでできるか、自分で工夫してみましょう。私たちが自由に生きるために必要なのが自分の部屋であり、自分の勝手知ったる台所なのです。

自分の自由を守るためにも、在宅での暮らしを大事にしていってほしいです。

第3章

「60の手習い」、いまなら「80の手習い」

80歳でも、新しいことに挑戦できる

「六十歳の手習い」は、『広辞苑』の説明には「六十歳になって初めて習字を始める意。晩学のたとえ」とあります。『広辞苑』には、「八十の手習い」も載っていました。「年老いてから字を習うこと。晩学のたとえ」とあります。

「八十の手習い」がいつから『広辞苑』に載るようになったかわかりませんが、昔はなかったと思います。

寿命が延びた現代では、60歳で定年になっても再雇用などで働きつづける人がたくさんいます。70歳まで働く人も多いでしょう。70代80代でやっと自分の時間ができたという人も多いと思います。

80歳で未亡人になった女性がいました。夫婦仲がよくいつも一緒でしたから、まわりは夫を亡くしてひとりになったその女性を案じました。しかし、四十九日が終わると、女性はベトナムへと旅に出たのです。お葬式のあとすぐにパスポートを取り、準備していました。聞くと、若い頃から旅のテレビ番組や旅行記が好きだったそうです。

でも、初めての海外旅行、しかもパックやツアーではなく、ひとり旅でした。不安はなかったかと聞くと、この女性はカラカラ笑います。

「だってスマホがあれば言葉に不自由しないし、看板やメニューの文字だって読めるんだから」

まったくその通りで、スマホは音声でも文章でも翻訳機能が備わっています。「海外旅行するなら、まず日常会話や基本単語を覚えないと」というのは一昔前の心構えで、日本語で話しかければ英語にもフランス語にも翻訳して発声してくれますし、文章を内蔵カメラで撮影すればたちまち日本語の文章に変換してくれます。

思い立ったらバッグひとつで旅立っても困ることは何もないのです。つぎはホームステイに挑戦したいと考えているそうです。

いまや「80の手習い」の時代なのかもしれません。携帯も将来、ガラケーが使えなくなるからと、高齢者がスマホに変更しています。たいていはみなさん、「こんなの扱えないわ」「めんどくさい」などとおっしゃって四苦八苦なさいますが、慣れれば「便利なのよ」とうれしそうに孫の写真を見せようとします。

スマホだとリアルタイムで遠くの子どもが孫の様子を写真や動画で送ってくれます。テレビ電話もできます。こちらからも畑の様子や日々の出来事を送りやすいので、孤独感も少し薄まります。

電話だと、タイミングが悪かったり忙しかったりするときがあるし、LINEで写真や短い文章を送ると、相手もタイミングを気にしないでまめに近況報告ができますし、ざっくばらんなやり取りができるというのもあります。

自分のペースや生活リズムを乱されたくないという高齢者には、使いこなせば便利なツールがあふれているということです。

新しい機器は敬遠しがちな高齢者ですが、案外じっくりと取り組めばできるようになるものです。食わず嫌いにはならず、新しいことは試してみるという気持ちは

必要かもしれません。


インスタグラムを見ると、若い人だけでなく高齢者も活躍しています。

私が感心したのは、男性が自分の制作したティッシュペーパーでつくった作品を紹介するものです。

海の中の魚たちや野菜などいろいろなものがカラフルに楽しく表現され、すごく工夫されています。自己紹介を読むと「70歳から独学でティッシュアートを研究しています」とあります。フォロワーを見ると、６・９万人とありますから驚きです。テレビでも紹介されたそうです。

この方はコツコツ作品をつくってきて、地元の文化祭で披露するくらいでしたが、いまや世界中の人が楽しんでくれます。アート作品をつくるやりがいも増していることでしょう。

あなたにも「もう、歳だからわたしなんかダメ」などと思わずに、「80の手習い」を始めてほしいと思います。

「80の手習い」で人生のアーチストになる

今年２０２３年6月22日に画家の野見山暁治さんが亡くなったとニュースが伝えました。享年１０２歳だったそうです。

私はこの人の絵については詳しくはありませんが、ある日テレビで90歳を過ぎた野見山さんが大きな作品に取り組む姿を見ました。１００歳を過ぎても絵を描いていたそうです。

だいぶ前、２０１９年のことですが、画家の堀文子さんが１００歳でなくなったと聞いたときも、最後まで絵を描いていたと報道されていました。

美術家の篠田桃紅さんは１０７歳で亡くなっています。『一〇三歳になってわかったこと』（幻冬舎）がベストセラーになっています。

こういう例をあげていくと、芸術家にとって１００歳なんか晩年に過ぎないような気がします。

アーチストが１００歳でも元気な人が多いのは、第1章に書いたような、少しぐらいわがままになっても「好きなこと、楽しいこと」を優先させるという共通点を持ち、第2章に書いたような自由な心を持っているからでしょう。アーチストですから「わがままで気まま」「自分のやりたいようにやる」のは若いときからかもしれませんが、高齢になって自分勝手も気ままも磨きがかかっていったと思います。

でもみなさんは、高名なアーチストたちは若い頃からの修業があったからいまがあるので、自分には無理だと思うかもしれません。実際にこの方たちの話をすると、「特別な人たち」という言葉も出てきます。

しかし、野見山暁治さんや堀文子さん、篠田桃紅さんは有名な方たちで目立つのですが、名もない１００歳のアーチストはそこここにいると思っています。

有名になることを目指すには遅いかもしれませんが、**１００歳まで退屈せずに命を楽しむ秘訣はアーチスト気質になってみること**だと思っています。

そのためにも普段から、自分の中でやりたいことを心の中で育てていきましょう。

時間がなくても仕事で手がいっぱいでも、いくつになっても自分の中に創造の種はあるはずです。

画家でもうひとり思い出したのが、丸木スマさんという方です。画家の丸木位里氏のお母さんです。

働きづめの人生だったそうですが、息子夫婦に引き取られ、暇を持て余していました。息子夫婦は絵描きでしたから、「絵でも描いてみたら」とすすめられたのでしょう。絵筆を持ち始めました。それが70歳を超えてからだそうです。それから81歳で不幸な事件で亡くなるまで７００点以上の絵を描いたそうです。画集も出されて、回顧展もありました。

丸木スマさんの絵は、木や草や花と動物たちが明るい色彩で描かれています。自分の小さい頃に見た風景かもしれません。たぶん、スマさんには絵を描く種が埋まっていたのでしょう。

絵筆をとってみて、自分の中に種があることに気がついたのです。

詩集『くじけないで』を出してベストセラーになった詩人の柴田トヨさんも１０

０歳まで活躍していましたが、詩を本格的に始めたのは60代からだったそうです。『百歳』（飛鳥新社）という詩集は、98歳から１００歳までに書いた新作でした。

ここにあげた有名アーチストや１００歳の方がすばらしく元気で、脳の機能も若いときと同じだったわけではありません。持病はありますし、歩くのもおぼつかない。日常生活は誰かの支援が必要でした。認知症はあっても軽いものだったでしょうが、物忘れや言葉が出ないことは普通にあったと思います。１００歳で元気といっても、故障だらけだけど精神は元気だということです。

みなさんはいきなり１００歳を想像すると、１００歳で元気で創造活動をしているのは特別な人だと思うことでしょうが、老いはだんだんと身体に染みつき慣れていくものです。急に自分が変わるものではありません。老いを飼いならしながら創作をしているのです。たぶん少し描いては、疲れてソファに倒れこんだりしていたと思います。

それでもやり続ける。それは脳にはとても刺激になり、簡単に認知症になる暇もないだろうということも考えられます。

あなたも人生のアーチストを目指してみませんか。

「興味を持ったらやってしまえ」が長生きできる時間の使い方

高齢者の間で麻雀が流行っています。麻雀教室はすぐに定員がいっぱいになり、「いま空き待ちだ」と教えてくれたのは女性です。どうして麻雀なのかと聞いたら、脳トレにとてもいいと聞いて始めた友達が「面白い！」とはまっていたからだそうです。

昭和の時代、麻雀が流行りました。どこでも雀荘があり、サラリーマンは勤め帰りに、学生は学校をさぼり雀荘に入り浸っていました。この頃はおもに男性の趣味的ギャンブルでしたが、最近では女性が挑戦しているようです。

こういうときは、女性のほうがフットワークがよいです。やってみたいことは、とりあえずやってみる。合わなかったらやめればいいのです。楽しくて人間関係もよければ続けるという柔軟性もあります。

ところが男性は勝ち負けにこだわり、優位に立ちたいという気持ちもどこかにあるので、「麻雀が下手なので、つき合いたくない」と構える人、女性と同じように麻雀ができないのに、素人として一《いち》から習うのが恥ずかしいと思う人がいます。男性の気持ちは複雑なようです。

麻雀のことを話してくれた女性は、夫も誘ったそうです。夫は研究職で真面目。若いときに麻雀を嗜《たしな》んでいません。だからこそ一緒に覚えましょうと誘いますが、「いまさら麻雀を覚えても仕方ない」とか、「ほかの男性は麻雀ができて当たり前だろうから、初心者というのもなあ」と渋ります。

女性は、初心者は初心者なんだからいいじゃないと思いますが、男性の中には教える側の自分に慣れているので、手取り足取り習うことに慣れていない人も多いのです。男性が引きこもってしまうのは、こうした変なプライドのせいかもしれません。

どこの講座もサークルも女性がいっぱいです。女性は素直に一から覚えようとします。できないと、先生に「なぜ？　なぜ？」と質問します。そんな感じで、気がつけば一人前の麻雀打ちになっていたりするのです。

やってみたかったけれど、やれなかったこと。あなたにはありませんか。高齢になったいまだからこそ時間をつくれます。そして現代では、インターネットという武器で、家を出なくても習うことも交流を広げていくこともできます。

やりたくなったら、やってしまえ。この精神が100歳まで長生きする時間の使い方だと考えています。老いていき、できないことを数え上げていけば切りがありません。やれることも限られていきます。でも、まだやれること、工夫すればできることもあるはずです。それを探していきましょう。

人間には、新しいテクノロジーに対する順応性がある

アップルが新しいゴーグル型のコンピューターを発表しました。発売は2024

年になりますが、いろいろな可能性がありそうです。

値段はまだ高いのですが、パソコンもはじめは一般人が気軽に買える価格ではありませんでした。新しいテクノロジーも、製品が使いやすくなって量産されれば安くなっていくことでしょう。

昭和世代は、携帯もパソコンもない時代に仕事をしてきました。ある建築家が話していました。昔は、図面を大きな青写真におこし、丸めて筒に入れて電車で取引先へ出かけたものだ。大阪でも青森でも新幹線やローカル線を乗り継いで相手に手渡し、説明した。

それが、いまではパソコンを使い、メールでやりとりできます。大きなデータも送れるようになりました。コロナ禍の前からオンライン会議のシステムが進んでいき、新幹線に乗らなくても打ち合わせができるようになりました。

そうやって、世の中は昭和から変わり続けています。

初めて洗濯機が入って主婦は喜んだと思います。冷蔵庫のおかげで毎日買い物へ行かなくて済むようになりました。

生活が便利になることはありがたいことでしたが、進み過ぎると、昭和生まれにはついていけないところがあるのは、正直なところです。

電話にしても、最初は黒電話が家に入り、ポケベルができ、携帯電話がスマホになりました。スマホは新しい高価なものという考えが日本にはまだあります。

でも、後進国と言われた国々では、固定電話からの進化の過程がありません。通信機器が普及したのはスマホが導入されたからです。いまやアフリカの奥地でも、老いも若きもスマホを持っています。アフリカの隅々まで電話線は引けないでしょう。すべての技術は吹っ飛ばして最新のものが入っているのです。日本人ほどの教育を受けていなくても、スマホを使い商売をしている人が多くいます。やれば覚えるのです。人間には順応性と知恵があるものだと教えてくれます。

それでも、昭和生まれは、ついついスマホを難しいものだと考えてしまいます。難民の方がスマホを持っていると「贅沢《ぜいたく》だ」と思ってしまいます。でも、スマホを持つのが標準の世の中なのです。あるドキュメンタリーで、子どもたちだけでも助かるように国外に逃した母親が、スマホで難民となった子どもたちの位置情報を確かめている場面がありました。それも酷なことではありますが、世の中はテクノロジーが進んでいます。

高齢になってからのテクノロジーの上手な使い方

そのテクノロジーは、高齢になっていく私たちの日々の生活に役に立つことが多いはずです。

ＡＩロボットが、独居高齢者と暮らしている様子を想像してみてください。

ベッドに入ってから電気を消してと声をかければ消してくれ、「今日は病院へ行く日です」「９時５分のバスに乗ります」とスケジュールを教えてくれ、「薬を飲んでください」「飲みましたね」と服薬管理に血圧まで測ってくれて、異常があるとかかりつけ病院へ連絡をしてくれたりします。出かけるときの戸締りや火の元の確認もやってくれます。「確認しました。鍵も閉めておくので気をつけていってらっしゃい」と送り出してくれます。

こんなロボットがいたら、認知症であってもひとり暮らしができそうです。ついでに雑談にもつき合ってくれて、相づちも打ってくれます。夢の話ではなく、これくらいのロボットならすぐにできるでしょう。

すでにスマホでもできることはたくさんあります。

若年性認知症にかかった若い方たちが、当事者活動で活躍しています。その方たちが頼りなのはスマホなのだそうです。予定が決まればスマホに予定を入れ、何時に支度をして何時に家を出て、というようにスマホが教えてくれます。ゴミ出しや買い物リストなども、まめにスマホにメモをして見る。そういう工夫で日常生活をこなしています。

高齢になったら忘れっぽくなるのは当たり前のことです。認知症でなくても記憶は怪しくなり、同じものを買ってしまったり、支払いを忘れたりのミスは出てきます。そういうミスをすると落ち込んだり、「歳だから仕方ないでしょ」と開き直ったりする人もいますが、**テクノロジーを使って、自分でも工夫するという習慣をつ**

けるというのは自立した高齢者に必要なスキルとなっていくでしょう。

近未来には、調理や掃除もしてくれるロボットができるかもしれません。

こんな雑談をしていたら、ある高齢者の方が「ロボットのヘルパーさんのほうがいい」と言います。理由は「気をつかわなくていいから」だそうです。

テクノロジーにはいろいろな可能性があります。よく高齢者が「スマホなど便利なものばかりで若者がダメになる」と苦言を言うことがありますが、**若者ではなく高齢になった私たちこそテクノロジーの恩恵をフルに利用して快適に暮らしていい**と思います。その中でできることは自分でやるというメリハリをつければいいのです。

先のゴーグル型のパソコンがどこまで有効かわかりませんが、仮想現実（VR）で世界中旅をしたり、遠くの人と会話したり、趣味の講座を受けたりと、車いすどころか寝たきりの生活になってもワクワクした世界をあきらめないでいられるかもしれません。

若い人がスマホ漬けでダメになることもあるかもしれませんが、世の中そんな若者ばかりではありません。最近ではご飯を土鍋で炊くことも若い人の間で人気だそうです。新しい技術と古い技術を組み合わせて、自分に合った生活をするのがこれからの生活スタイルとなるでしょう。

「好奇心」が持って生まれたあなたの可能性を活かす

昭和世代は、日本が先進国だと思っている方も多いと思いますが、実は経済的にも文化的にもどんどん落ち込んでいるというのが事実です。

２０２３年版の大学の世界ランキングというものがあります。英国の教育雑誌「タイムズ・ハイヤー・エデュケーション（ＴＨＥ）」が調査したものです。教育・研究環境や研究、研究の影響、国際性があるかどうかで審査されます。２０２３年版では、日本では東京大学が39位にランクされていました。アジアでは中国の北京大学が17位、シンガポール国立大学が19位でした。私たちには関係のないことと思いがちですが、世界は私たちの想像以上にグローバルに人々は交流し、研究しています。

デジタル技術でも日本はなかなか前に進みません。その原因には、高齢化、とくに政治家の高齢化にあるのかもしれません。研究というのは好奇心がないとできません。高齢化すると好奇心よりも自分を守ることに傾きがちです。台湾にはオードリー・タンという35歳の若い天才がデジタル担当の閣僚となっています。各国で若い頭脳の政治家や閣僚が活躍しているのですが、日本の現実はみなさんが知っての通りです。

その原因は私たちにあるのかもしれません。国民も高齢化が進み、新しい技術を嫌い、変わることをおそれ、安心安全だけを求めているうちに凋落《ちょうらく》しているということもありそうです。

国も高齢者も、元気でいるためには好奇心が必要だと思います。守るだけではなく、ワクワクする世界を想像して、創造する力があるというのは素敵なことだと思います。

第2章で紹介した80代のプログラマーの若宮正子さんが人気なのは、高齢になっても新しいことにワクワクしている姿に元気をもらえるからです。

その若宮さんがいまハマっているのは、VR（仮想現実）だそうです。ヘッドセットを頭につけ、自分が設定した仮想現実を見ることができます。友人も同じVRにつなげば、一緒に京都を旅することができます。ひとりで仮想現実を旅するより、京都で友達と会ってお喋りするなんてこともできます。

「そんなことくだらない」「めんどうなだけだ」とは思わず、一度経験してみれば、画像の美しさやリアルさがわかり、面白いと思うかもしれません。**どんなものかやってみたいという好奇心が大事**なのです。

人生に達観したように「いまさら覚えたって仕方ない」「何をしても無駄」などという高齢者にたくさん会いました。「覚えるのがめんどうだ」と言う方もいます。こういう方は、せっかく持って生まれた自分の脳や可能性を捨てていることになります。認知症になる可能性を高くしているとも言えるでしょう。

70歳を過ぎたら人の目を気にしない

同調圧力という言葉を聞いたことがあると思います。

『広辞苑』によると「他と調子を合わせること。他人の主張に自分の意見を一致させること」とあります。日本人は同調圧力が強いと言われていて、みんなが同じであることが好まれ、外れるといじめられるという世界があるみたいです。

みなさんは、同調圧力に流されるときもあれば、無視したりして乗り切ってきた方々だと思います。

そして、後期高齢者となったら同調圧力なんて関係なく生きていると思いたいのですが、老いてもまだ人目を気にする方が多いように感じています。

「いい歳をして」という言葉は私たちを縛ります。

「いい歳をして、いまさらそんなことをしてもなんにもならない」と自分で思い、

「いい歳をして、そんなことをやって怪我でもしたらどうするの」と家族が言う場合も多いです。

友人に山登りが趣味の男性がいて、「最近は山も女性率が高い」と言います。北海道の山で大阪弁の元気なおばちゃん集団に出会ったら、75歳を過ぎているとのことでびっくりしたと話していました。

H子さんも山好きの82歳です。山を歩き始めたのは70歳からです。友人に誘われて、低山ハイキングをしてから山にとりつかれ、テレビの山番組を見ては憧れていました。地元の高齢者が多い登山倶楽部にも入り、山歩きを楽しんでいます。

最初は娘さんに「怪我をしたらどうするの？ ほかの人に迷惑がかかる」と言われたそうです。たしかに転んで動けなくなれば、登山倶楽部のメンバーに迷惑をかけます。

そこで、会の会長さんに「迷惑ではないか」と聞いたら、「お互いさまだ」という返事だったそうです。いままでの事例を見ても、高齢者は怪我より熱中症が多い。怪我をするのは若い人の過信で起こる場合が多く、何かあったらみんなで助けるし、ほかの登山客も助けてくれる。「何かあったら、どうしようなんて考えていたら何もできませんよ」と会長さんは言ってくれました。

Ｈ子さんは、自分なりに迷惑をかけないように、日々ウォーキングをし、ジムに行き、筋力を鍛えています。

筋トレで思い出したのは、２０１７年に１０５歳で亡くなった日野原重明先生が筋トレをしている場面をテレビで見た記憶です。それはたしか、日野原先生ご自身で脚本を書いたミュージカル『葉っぱのフレディ』をニューヨークで公演し、ご自身も舞台に立つために運動していたのだと思います。日野原先生が90代後半のことです。

絵を描く、文章を書くような趣味なら、高齢者にふさわしいと思われますが、舞台で演技したい、ユーチューバーになりたい、ヒップホップを踊りたいなんて言うと失笑をかったりします。

ダンスは、認知症予防の効果があると言われています。海外の映画を観ると、高齢者たちが太った身体を揺らしながらも楽しそうに踊っている姿を目にします。日本ではダンスする高齢者はどれくらいいるでしょうか。

社交ダンスは、高齢者人口が多そうです。日本舞踊は少し廃れてきたようですが、日本の舞踊は足腰が鍛えられます。各地にあった盆踊りも少なくなっていきました。

高齢となると踊ることに縁がなくなり、人前で踊るなんて「年甲斐もない」と言われるようになります。私は、**介護予防の中に体操だけでなく音楽に合わせて踊るダンスや盆踊りを取り入れてほしいと思います。**音楽とともに身体を動かす。「年甲斐もなく」なんてふっ飛ばして踊りましょう。

こういうとき、相変わらず人目を気にして踊らない人がいます。「こんなじいさんが踊っても仕方ない」「みっともないだけですわ」と。

はっきり言うと、誰もあなたがすばらしいパフォーマンスを見せてくれるとは思っていません。楽しく自分なりに踊ればいいのです。

人生はダンスです。70歳を過ぎればそろそろ人目は気にせず、自分のダンスを踊り続けることが１００歳まで楽しく生きるコツになります。

達観するとは、日々の生活を楽しむこと

「年寄りの冷や水」という言葉もあります。『広辞苑』によると「老人に不似合いな危ういことをするたとえ。また、老人が差し出たふるまいをすること」とありました。

老人の振る舞いというのも難しいものです。まわりからは高齢者は知恵があるとも思われます。達観した境地にあるのかと思われることもあります。しかし、ご高齢の方に接していると、案外、無邪気で若々しい反応が返ってくることが多いです。

「高齢者にふさわしくない行為」とはどんなことなのでしょう。たとえば、自分より30歳も若い人と恋愛したり、高齢になってエベレスト登頂を目指したりするとそう言われそうです。

高齢者としてふさわしくない行為というのはむしろ、人に偉そうにすることだと

思います。最近、高齢者がスーパーのレジやコンビニで店員に怒っているのを目にすることが多いと聞きます。この場合、もしかしたら前頭側頭型認知症の兆しがあり、自分で感情のコントロールができなくなっているのかもしれないので、あまり責めてはいけないのですが、性格的なものもあります。

とくに男性で、管理職として長く人に指図したり命令したりしてきた人は、「上から目線」が抜けない人も多いでしょう。自分の思い通りにならないとイライラする。自分の不甲斐なさを他人のせいにする。こういう方に人は寄っていきませんし、家族にも疎まれ、孤独になります。さびしいからますます怒りっぽくなる、の悪循環に入ります。

高齢者らしく振る舞う必要はないのですが、偉そうにするのはやめましょう。長生きしているだけで偉いのです。偉いのはみんなわかっています。

ある施設に俳優の笠智衆のような老人がいました。映画『男はつらいよ』に出てくる御前様のような感じの人です。

ある日「う～ん」と考え込んでいました。何を悩んでいるのかと聞くと、「明日の選択メニューを魚の煮付けにするか、豚の角煮にするか」で悩んでいるとのことです。両方とも大好物です。いまは魚の煮付けに心が傾いていますが、もし隣の人が豚の角煮を食べていて美味しそうだったら後悔するかもしれないと、考えているところだそうです。

「お恥ずかしいです。この歳になっても楽しみは食うことですわ」と笑っていました。

達観するというのは、よく食べ、よく寝て、機嫌よく過ごすことではないかと思いました。難しいことではなく、どこにいても日々の生活を楽しむ術を持つことです。

この方は、施設に入ってやることがないので将棋を覚えたそうです。昔、子どもの頃にやったことがあったので、施設のスタッフに教えられて、やり方を思い出しました。将棋のできる男性と毎日盤に向かっているそうですが、一局に3日くらいかかります。ふたりして考え、唸《うな》っていることが多いそうです。わからなくなって職員にアドバイスを求めたりしながら進めていき、終わるとふたりとも満足した顔で「また明日」となるそうです。

「80の手習い」とは、何かを成し遂げることではなく、謙虚に何かを受けることだというイメージがあります。上達しなくてもいいのです。楽しい気持ちや時間を受け取っていく。それはかすかで消えやすいものかもしれませんが、あなたも何かに挑戦することで、受け取るものがあるでしょう。

映画『男はつらいよ』で、寅さんの甥《おい》の満男が寅さんに「人間ってなんのために生きているの？」と尋ねます。寅さんは考えて、「あー、生まれてきてよかった、と思うときがなんべんかあるじゃない、そのために生きているんじゃないかな」と答えます。「おまえにもそういうときがあるよ」と。

あなたも、いままでそんなときがあったのではないでしょうか。そして人生の最後で、「生まれてきてよかった」と思うように存分に生きてほしいと思います。

第4章

身体の老いなんか、気にしなくていい

畑仕事のおばあちゃんはなぜ、長寿なのか

１００歳を超えて元気に、朗らかに暮らしている女性のイメージに畑仕事に精を出しているおばあちゃんというのがあります。イメージだけでなく、農村のおばあちゃんは死ぬ直前まで畑に出ていたとか、どんなに腰が曲がっても野菜づくりはやめなかったという話をよく聞きます。

私自身は農業にも野菜づくりにも詳しくないのですが、**畑仕事には長寿のための条件がいくつもそろっている**ことに気がつきます。

まず、早朝から日暮れまで、陽の光を存分に浴びるということです。日光は脳内のセロトニンの分泌を促しますから心の健康が保たれます。うつ病の治療法に明るい照明を浴びる高照度光療法というものがありますが、これも原理は同じです。畑に立っているだけで脳は幸福感をつくるセロトニンに満たされて快活になってくる

のです。

それから野菜づくりというのは季節や天候、土壌などのさまざまな条件に応じて工夫しなければいけません。毎年、条件は変わってきますから、観察力や想像力が必要となります。

「今年の種蒔きはいつ頃にしようか。寒いからいつもより遅らせたほうがいいのか」とか、「去年は肥料をたっぷりやったから、少し土を休ませたほうがいいのか」「うちの畑は葉物類の成長がよくない。どうしてなんだろう？」と考えたり頭を使ったりするのです。頭を使うといっても細かい数字のやり繰りに神経を尖らせるわけではなく、あくまで自然相手のおおらかな観察や想像です。

80代90代になっても畑に立つような人たちは、日光を存分に浴びながらいろいろなことを考えて暮らしている。たったこれだけのことでも脳は大いに刺激され、しかも快活に暮らすことができます。

これは心が老いないということでしょう。

たとえ腰が曲がって皺だらけになって身体は老いても、心だけは若々しさに満たされています。

「出かける用事がない」を「出かければ用事ができる」に変える

日光を浴びるというのは、どんなに高齢になっても難しいことではありません。

たとえ歩行が少し不自由になっても、あるいは車いすを利用するようになっても外に出ることは可能です。

農村暮らしで畑がなければダメということもありません。都会のマンション暮らしでも陽の光を浴びるくらいのことは簡単にできます。外に出ればいいだけのことです。

ところが、この簡単なことを自分に禁じてしまう高齢者がいます。コロナ禍の日本がその典型でした。とにかく閉じこもって暮らすことを自分に強制し、周囲からも強いられました。

普通の生活が戻っても同じです。

外出すれば何が起こるかわからない。うっかり転んだら寝たきりになってしまう。帰宅が少しでも遅れると、家族に心配されてしまう。

そんなこんなを考えてしまうとつい、「用心するに越したことはない」となります。人ごみに入ればコロナだってまだ油断できないとか、うろうろ歩いても疲れるだけだと考えれば、いよいよ外に出なくなります。

でも、家に閉じこもるいちばん大きな理由は、出掛ける用事なんかないということでしょう。とくに行きたい店もないし、会いたい人もいない。ほしいものもなければ見たいものもないといった、欲望や好奇心が萎《しぼ》んでしまうのも高齢期の特徴になってきます。

「新しい店が増えてきて、もう気安く入れる店がなくなった」

「映画も、いまは若い人向けのものしかないし」

「昔の友達も、みんな出かけるのを億劫《おっくう》がるようになったし」

あれこれ考えていくと、「いまさら」となってしまいます。「疲れるだけだし、無駄遣いしたくないし」と考えれば出かける理由はなくなります。

この点で、畑仕事に精出すおばあちゃんはたくましいです。

「とにかく毎朝、畑に立ってみないと安心できない」と考えます。家の中であれこれ想像したり考えたりしても何も始まらないからです。畑に立てば、いくらでもやることが見つかります。

「草が伸びてきたから、草取りしなくちゃ」

「ナスもキュウリも、どんどん収穫しないと育ち過ぎてしまう」

「雨がずっと降ってないから土が乾いてる。少し水やりしなくちゃ」

畑に出てみれば、やることがいくつも見つかって、たちまち夢中になってしまうのです。

「出かける用事がない」という都会の高齢者だって同じではないでしょうか。

同じ世代でもしょっちゅう出かける知人を見ると、閉じこもって暮らしている人は、「あの人は毎日午前中に出かけるけど、そんなに用事があるんだろうか」と不思議に思います。

ところが、出かけるおばあちゃんにしてみれば「結構、用事はあるもんだよ」となります。

「商店街を歩いているだけで買い物を思い出すし、疲れて喫茶店に入ると知り合いに会って話が弾み、あれこれ約束するからまた用事ができてしまう」

要は外に出ているのかどうかの違いだけということになります。

「高齢者のサロン化」している商店街のファストフード店

ビジネス街のマクドナルドやミスタードーナツは、昼休み以外もちょっと一息というビジネスパーソンでにぎわっています。繁華街の店舗は若者でいっぱいです。郊外型店舗は子ども連れのお母さんやファミリー客でいっぱいです。

はて高齢者はどこに行けばいいと心配されそうです。もたもた、のろのろ動いていたら混雑する店の邪魔になってしまうと考えると、「ファストフード店は年寄りの行く場所じゃない」となってしまいます。

ところが、いま挙げたエリアのほかにもファストフード店はあります。商店街です。

駅に近いアーケード街もそうですが、入ってみれば高齢者でいつも満席という店が意外に多いのです。べつにおばあちゃんの原宿とも呼ばれる東京の巣鴨に限ったことではありません。

八百屋や肉屋、蕎麦《そば》屋や総菜店が並んでいるありふれた商店街に、もしファストフード店があったらウインドウ越しに店内を眺めてください。テーブル席は3人連れ、4人連れのおばあちゃんでほぼ埋まっています。午前中とか午後の早い時間は、学生も勤め人も商店街にはいません。若いお母さんたちも子どもが学校や幼稚園に行っている間はやるべきことがあります。昼過ぎのファストフード店は高齢者のサロンになっています。

集まるおばあちゃんたちも、みんな近所の顔馴染《なじ》みです。たぶん商店街をぶらぶら歩いているうちに行き会って会話が弾み、「ドーナツでも食べましょ」となったのでしょう。

入ってみれば、同年輩の客が座っています。そこでまた顔見知りに会ったりしますから、「ここに来れば誰かいるもんだな」と納得します。とくに約束してなくても商店街に出かけたついでに店内を覗《のぞ》いてみるようになります。するとニコニコ笑って手招きしてくれる友人がいるのです。

そういう経験をしてみると、「とりあえず出かけてみよう」と気軽に外に出るようになります。**ファストフード店が高齢者のサロン化しているというのは、都会にも大勢の１００歳予備軍がいるということ**でしょう。

ひとりで暮らしているという誇りと満足感は、とても大事

畑仕事のおばあちゃんには、収穫の喜びがあります。

工夫の甲斐があって、大きく育った野菜や立派な実のついたトマトやナスを見る

と満足感が生まれてきます。自分が育てた野菜を家族に食べてもらうことで、その喜びも膨らむし、感謝されれば生きがいも生まれるでしょう。生活全体に張り合いが出てきます。

畑仕事のおばあちゃんは、ただのんびりと身体を動かしているようにしか見えませんが、実は脳にとって快適で刺激的な暮らしをしていることになります。

そして、いちばん長生きを支えているのは、自分のつくる野菜が家族の食卓を賑わしているという実感ではないでしょうか。役に立っているどころか、「必要とされている」「喜ばれている」という実感くらい、暮らしの励みになるものはありません。畑仕事のおばあちゃんは、家族の役に立ちたいとか、せめて野菜ぐらいという義務感で畑仕事をしているのではなく、それが楽しく生きがいだから元気なんだと思います。

もちろん、地方でもひとり暮らしの高齢者はいくらでもいます。畑で野菜をつくっても、普段食べるのは自分だけ、という例はごく当たり前のはずです。

そういうおばあちゃんは畑仕事のやりがいがないとか、自分が食べるだけだから張り合いがないと不満を持つのでしょうか。

そうは見えませんね。もちろん、美味しい野菜がたくさん実れば、離れて暮らす子どもや孫に送ります。採りたての枝豆とかジャガイモは美味しいから喜ばれます。「元気でやっているんだな」と安心してくれるでしょう。

それだけのことでも、「そうだよ、私はひとりでも元気にやっているよ」と誇らしくなります。「身体は思うように動かなくなったけど、ちゃんとやっているから立派なもんでしょう」と胸を張りたくなるのです。

都会の高齢者でも同じではないでしょうか。

「毎日、出かけて友達とお喋りしたり、食べたいものを料理したり、好きなことに熱中したり、少しもさびしくなんかない。ひとりでもけっこう忙しく暮らしているんだから」

そう思えば、自分をほめたくなります。**どんな年齢になってもひとりでちゃんと暮らしているというのは、それだけで誇りを持っていいはずです。**

90歳過ぎたらもう、ひとり暮らしができているだけで周囲も尊敬します。１００

歳を迎えるというのは、それだけで誇りに満たされた人生ということになります。

来年、再来年のために種を蒔き続ける

ここまでに畑仕事の利点をいくつか挙げてきました。

なんといっても外に出ること、早朝から日暮れまで陽の光を浴びることで脳はセロトニンで満たされます。

野菜づくりには創意工夫も必要ですから、考える、想像するといった脳の刺激も繰り返されます。しかも、あれこれ試してみることで小さな実験が繰り返されます。

この「小さな実験」というのは「ああでもない、こうでもない」とか「これがダメなら、こっちはどうか」「それでもダメなら、こういう方法はどうか」とつねに可能性を試すやりかたですから、「こうでなければいけない」とか「これしかない」といった、かくあるべし思考に陥るのを防いでくれることにもなります。

つまり、どんなに年老いても柔らかな頭、柔らかな思考法を失うことがないのです。

そして、収穫の喜びがありました。

これはたとえば、自分が何かに取り組んで、それを完成させたり実現させたりすることと考えてもいいでしょう。絵でも楽器でも料理でもいいし、旅行でも同窓会のようなイベントでもいいです。とにかく苦心して目指してきたことが実現すれば、脳は歓喜に満たされます。

そして、**うまくいかなくてもいい**のです。

高齢になってくるとここが大事なポイントで、計画し、工夫しながら準備をし、コツコツと積み重ねてきても「やっぱりうまくいかなかった」ということがあります。体力が衰えて予定がどんどん狂ってしまった。思いがけず病気や怪我で寝込んでしまったということは珍しくないのです。

でも、そこでポシャンと萎《しお》れたりはしません。

畑暮らしのおばあちゃんだって、思いがけない出来事は珍しくないはずです。初めての野菜に挑戦してみたけれど害虫の被害でうまくできなかったとか、大雨や台風で収穫直前でダメになったとか、毎年、何かしらのアクシデントや想定外のことが起きます。そういうときにどう考えるかといえば、たぶん「来年はうまくいくといいな」ということでしょう。

つまり、作業に取り組むのは一年単位だとしても、つねに来年、再来年のことを考えます。実った作物から種を採るのは来年のためだし、落ち葉を集めて肥料にする腐葉土をつくるのも来年、さらにはその先の年のためです。たった一度のアクシデントぐらいで萎れてしまうことはありません。いつもその先を考えて暮らしているからです。

とにかく種を蒔く。何が実るかは90過ぎてからわかる

「うまくいってもいかなくても、いつもその先を考えよう」

こういう考え方に対して、「それができるのは若いときだけでしょ」と思う人がいるはずです。

「うんと歳をとったら、『その先』なんてもうないんだから」

「時間が経てば経つほど、ますます身体が動かなくなっていくじゃないか」

たぶん、80代になればほとんどの人がそう考えるでしょう。

でも私は、**ある年齢を過ぎたらもう身体の衰えは受け入れるしかないと思っています。できないことが増えてくるのは当たり前、うまくいかない、時間がかかる、すぐに疲れてしまう、ぜんぶ当たり前**です。

そうなったら、できることをやり続けるだけで十分です。畑なら広さを半分にする、つくる野菜の種類を減らす、先細りになっても、とにかくできる範囲で続けていくしかありません。そういうやり方に変えても、陽の光を浴びることも収穫の喜びを味わうことも工夫することもいままでと同じです。脳の若々しさは保たれるのです。

都会で暮らしていても同じです。外出の回数を減らしてみる、好きなことややってみたいことを絞り込む、今年の実現が難しいと思ったら来年の計画に回す、とにかく**「もう歳だから」と何もかもあきらめないで、できること、できそうなことに挑戦し続けることです。**

来年でも再来年でも3年後、5年後の計画でも、とにかくそのためにいまできることを続ける。これはいろいろな種を蒔き続けるということです。どの種が実るか、そのときはまだわかりません。

それをもし、まだ老いの実感も薄い70代から実行すればどうなるでしょうか。80代になっても90代になっても変わらず続けることができます。なぜなら毎年、確かな実りや成果、収穫の喜びが実感できるからです。90代になって次第に先細りになったとしても、身体が動く限り生き方は変わりません。

そうしてある年、気がつけば100歳を迎えていたという人生。これなら少しも偶然ではなく、当たり前のように迎える100歳ということになります。

畑仕事を続けながら気がつけば100歳というおばあちゃんだって、90歳を過ぎて畑に立ったわけではありません。60代70代の頃から、「今年はこうしよう」「来年はこうやってみよう」と種を蒔き続けてきたはずです。だから１００歳間近になっても、当たり前の日課として畑に立ち、考え、工夫してきたのではないでしょうか。

80歳を過ぎても「いまがいちばん若い」と考える

70代80代くらいになった頃でしょうか。人生がわかったような気になることがあります。

自分にできることとできないことの判断がつくようにもなります。

「どうせ無理」とか「いまからやっても間に合わないだろう」といったあきらめが生まれたり、「たぶんつまらないだろう」「疲れるだけだ」というように自分にブレーキをかけたりするようなことです。それまでの経験からある程度の結果予測ができるようになるのです。

でもそういう「老いの経験知」が役に立つことはありません。

結局、何もしなくなったら結果も出ないのですから、頭の中がもやもやしてくるだけでスッキリしないのです。

それくらいならむしろ、180度考え方を変えてみましょう。それは「いましかできない」と気がつくことです。

「どうせ無理」と考えるのは、自分の老いを意識するからです。

「これからは毎年、身体が動かなくなっていくんだし」と考えるのも、老いが加速することだけを想像しているからでしょう。

でも、体力も気力もこれからますます下り坂というのでしたら、「いまがピーク」という考え方もできます。下り坂を見下ろす頂点にたっているのが「いま」です。だとしたら、**やってみたいことや試してみたいことがあるなら、むしろ「いまならできる」という考え方があってもいいはず**です。

海外にアパートでも借りてそこでひと月ほど暮らしてみるとか、自分には才能がないとあきらめていたけれど憧れだけは残っているようなこと、たとえば絵を描くとかギターやピアノを習ってみるとか、あるいは、いままでは観るだけ、読むだけで満足していた映画や小説を自分で創作してみるといったようなことです。

こういうことは、ほとんどの場合、思いついたとしても、「あと10年若かったら」と打ち消してしまいます。

でも、10年前にもし思いついたとしても同じです。やっぱり「もう10年、せめて60代だったら」とブレーキをかけていました。

その結果、どうなったでしょうか。

自分の人生にいくつもの悔いが残っています。「あのとき、少しぐらい不安があっても、やるだけやってみればよかったんだ」と悔やみます。「だって、いまよりまだ若かったし、まだ元気だったんだから」。

つまり、長生きして後悔する人は、やりたいことができなかったことを後悔するよりも、「やればできたことをやらなかった自分」を悔やんでいることが多いのです。

雑になることはたくましく生きるということ

几帳面な人ほど、新しいことに手を出してもその入り口でつまずいたり、なかなか先に進めなくて結局、あきらめてしまうことがあります。

どうしても教わった通りにできないことがあったり、自分が納得できるようにいかなかったりするときは、そこから先に進めなくなってしまい、「私には向いていない」とあきらめることが多いからです。

でも、入り口であきらめてしまったら、どんなことでもいちばん楽しい部分や憧れていた瞬間を味わうことができません。何かを習えば発表の場があったり、何かをつくっても完成の瞬間があったりして、そこで「続けてきてよかった！」と喜びに包まれるからです。

70代80代になって、やってみたいことが見つかった場合でも同じです。「好きだから」「楽しそうだから」「ずっと憧れてきたから」、理由はなんでもいいのです。とにかくやりたいことを始めてみる。

最初はうまくいかなかったり、イメージと違っていたりと苦労することが多いでしょう。

そういうときでも、**「やっぱり無理かな」と考えるのでなく、「最初はこんなもんだろう」と軽く受け止めましょう。**

「いまがいちばん苦労する時期だからしょうがない」と考えれば、「ここさえ乗り切れば」と自分を励ますことができます。

そこでもし、「いまからこんなじゃ」と先を案じる気持ちになってしまうと「この先はもっと大変だろう」としか考えません。どうしたって「やっぱり無理かな」と弱気になってしまいます。

その点で「最初はこんなもの」とか「これだけできれば上出来」という緩《ゆる》い自己採点は強いです。

「それじゃ、結局失敗するんじゃないか」と思う人がいるかもしれませんが、80歳過ぎて何か始める人に完成度を求める人なんかいません。たいていは「あの歳でよくあそこまで」と感心してくれます。

それに、どんなに覚えが悪くなっていても、だてに歳はとっていません。いざとなれば「アタシはこれでいいの」と開き直ることだってできます。畑仕事に熱心なおばあちゃんでも、いよいよ身体が動かなくなってくると意外に手を抜くそうです。「若いころは草一本取り残すのは嫌だったけど、なあに、少し雑草が生える速さと競走したほうが野菜の味がよくなるんだよ」とカラカラ笑います。

100歳でも元気に動いている人には、そういう雑さが自然に備わってくるような気がします。それがたくましさというものでしょう。

少しずつ「雑さ」に慣れていこう

身体の衰えは、嫌でも老いを実感させます。「まだ若いつもりだったけど、歳には逆らえないものだな」と感じるのは、やはり体力の衰えやさまざまな運動機能の衰えを知るからです。

でも、そこで「もう昔のようにはいかない」とあきらめてしまって、身体を動かさなくなると、衰えはますます加速されます。

「昔のようにはいかない」といっても、何もかもできなくなるわけではありません。時間はかかっても、完ぺきではなくても、できることはまだまだあるはずです。そのできることだけでも続けられるかどうか、それが大事になってきます。

そのとき、気持ちがポキンと折れてしまう人と、あきらめないでしぶとくできることを続ける人に分かれます。

ポキンと折れてしまう人は、「昔のようにいかない」というだけで自分に失望するような人です。あきらめない人は、同じように「昔のようにいかない」と思っても、「この歳でこれだけできれば、まだまだ立派なもんだ」と自分をほめて自信を取り戻せる人です。

両者の違いがどこから来るかというと、私は自己採点の厳しさ、甘さの違いではないかと思うことがあります。

自分に厳しい人には「こうでなければいけない」とか「こうあるべきだ」という思考法、いわゆる完ぺき主義が強く残されています。若いときからそういう傾向があったのでしょう。

それが年齢を重ねても変わらず残されていると、自分を責めたり苦しめたりすることになります。

逆らえない身体の老いにまで完ぺき主義を当てはめてしまうと、身のまわりにできないことだけがどんどん増えてしまいます。

その点で、**自分に甘い人は老いも自然に受け入れ、上手に身をかわすことができます。**

できないことがどんなに増えてきても、できたことだけ数えますから「まだ捨てたもんじゃない」「おや、わたしも大したもんだね」と上機嫌です。これなら身体を動かし続けることも苦痛ではありません。

60代70代であっても、もちろん同じです。もう仕事の第一線からは退いたのですから、完ぺき主義から抜け出すように心がけてください。

そのコツをひとつだけアドバイスします。

いろいろな作業や家事、料理でも掃除でも洗濯でも、「ちょっと雑だったかな」と思うぐらいのレベルだけ受け入れるのでなく、「しかしあまりにも雑すぎるな、笑ってしまうわ」くらいのレベルまで受け入れてしまうことです。

完ぺき主義の人の「ちょっと雑かな」は、そうでない人から見れば「これでどこが雑なのよ、キチンとしてるじゃない」と思われることが多いのです。

その証拠に、そういう完ぺき主義の人が知人の自宅に招かれると、「ずいぶん散らかっているなあ」とあきれます。招いた知人は、「あなたが来るから、さっきあわてて掃除したのよ」と言います。「普段はもっと散らかっているよ、これでも片づいているほうだよ」と笑っています。

高齢になったら楽に、気持ちよく生きていくのがいちばんです。**雑さに慣れたほうが楽だし、それで本人が気持ちいいなら言うことなし**なのです。

できることが少なくなっても大きな楽しみは育っていく

好きなことややりたいことに夢中になって気がつけば100歳、という人たちだってさすがにだんだん体力や気力が衰えてきます。

勤勉だった人が終日、庭を眺めてぼんやりしていたり、どこにでも出かけていた人が出不精になったりするようなことです。絵を描いていた人でも、画風が変わってきたり、長い小説を書いていた人が、淡々とした身辺雑記しか書かなくなるようなことです。

でも、好きなこと、やりたいことをやめてしまうことはありません。作風が変わろうが小品が多くなろうが、やはり好きなことはやめません。

つまり、できることはやり続けるという生き方は死ぬ直前まで変わりません。

この好きな世界に生き続けるということも、老いがいよいよ進んできたときの指

針になってくるような気がします。つまり無駄な体力や頭脳は使わずに、楽しみを残してそれをいつまでも味わい続ける生き方です。

野山を歩くのが好きな人でも、庭の草花を育てて満足できるようになったら、それはそれで楽しみを味わい続けることができます。

施設に入ってほとんどベッドに寝たきりになった98歳の老婦人がいます。

彼女の若い頃からの趣味は、着物を着ることと旅行や外食でした。人前に出るのが好きで社交性があったのです。

でも、寝たきりになってしまうと、さすがに着物姿にはなれません。外出もできなくなれば社交性も発揮できません。もちろん外食もできませんから、だんだん元気がなくなってきます。

ところが、ときどき訪ねて話し相手になっていた娘さんが驚いたそうです。

久し振りに会ったら元気いっぱいで見るからに若返っていたのです。会話も弾んで昔話が次々に飛び出します。理由はすぐにわかりました。98歳の母親のサイドテーブルにお化粧の道具が一式そろっていたからです。どうりで若返って見えたはずです。

「いまはお化粧するのがいちばん楽しみだね。もう歳だからきつい化粧は似合わないけど、鏡を見ながら『もうちょっと濃くしてみるかな』『紅はこの色がいいな』と考えながら試しているとほんとに楽しいね」

「楽しみができてよかったね」と娘さんは頷いたそうです。

「そうだよ、もうお化粧ぐらいしかできることはないけど、身体が動かなくてもこんなに楽しめるんだからよかったよ」と母親も答えます。

たぶん、鏡を覗き込むたびに、自分が若かった頃の楽しい思い出が蘇るのでしょう。私はそういう100歳なんて素敵だなと思います。

できることがどんなに少なくなっても、100歳まで生きる人はその中に楽しみを見つけ、自分で育てていくことができる人なのでしょう。

第5章

すべての病は、老いの友

100歳過ぎたら、死因は「寿命」

長生きすればするほど、いろいろな病気が出てきて検査や通院だけで毎日が過ぎていく。そう考えている人は多いと思います。

「結局、家と病院を行ったり来たりの生活になる。それじゃあ、ただ生きてるだけの毎日じゃないか」

そう考えると、「100歳まで生きてもなあ」と弱気になります。

でも、**ある年齢を超えると、人間は病気ではそう簡単に死にません。**日本人のいちばん多い死因とされるがんでも、80代90代を過ぎる頃から進行が遅くなり、放置していても5年10年と痛みもなく生き続けることが多いのですから、要するに気にしなくていいのです。

実際、私が高齢者専門の病院に勤務していた頃も、90歳を過ぎて亡くなった人を解剖するとすべての人になんらかのがんが見つかりました。細胞のできそこないががんの素だとすれば、高齢になればなるほど、身体のあちこちにそれが大きくなったがんが発生するのは自然なことです。むしろ高齢になればなるほど、がんと共生しながら暮らしていることになります。このうち、死因ががんであった人は３分の1で、残りの方はほかの病気で亡くなっています。

それ以外の病気でも同じです。**認知症だってゆっくりしか進みません。**

いろいろな血管系の病気でも、定期的な脳ドックや心臓ドックを受けて突然死の原因をチェックしておけば、日常生活の中で無理はしないとか自分に合ったペースが自然にわかってきます。それだって60代70代の頃の話で、80代ともなればどうせ無理はしないし、できないのです。無理をする必要もありません。

そう考えてくると、**１００歳はもう、病気と闘う年齢ではありません。病気を飼いながら一緒に生きていく年代です。**

老いはもちろん避けられません。身体全体の機能が衰えていく感覚です。衰えていって最後は眠るように死んでいくのが老衰です。いわば自然死です。

でも、「寿命」という言葉がいちばんふさわしいような気がします。

命を寿ぐのですから、幸せな最期ということになります。

100歳を目指すというのは、幸せな最期を目指すということでもあるのです。

100歳ともなれば医者はひれ伏すしかない

そうは言っても60代70代はまだ試練の時期です。

健康診断で脅され、診察で脅されます。「塩分は控えろ、甘いものも脂っこいのもダメ、揚げ物も肉もダメ」と食べてはいけないものばかり説明されます。脂の浮いたスープに分厚いチャーシューが浮かんでいるラーメンを夜食代わりに食べてる人は、「早死にしたいのですか」と脅されます。

脅すのは、医者とは限りません。

世の中には健康オタクが増えていて、どこで仕入れた知識なのか真顔で忠告するのです。

「そんな料理だけ食べていると早死にするよ」

「何を根拠に？」と訊けば、テレビのワイドショーや健康雑誌の広告の見出しを答えます。つまり、医学的な根拠なんか何もないのです。

うっかり真に受けてしまうと好きなもの、食べたいものが目の前に出されても「身体に悪いんだろうな」と気にしながら食べるのですから、美味しくもなんともありません。

「ああ、何も気にしないで好きなものを腹いっぱい食べていたときがいちばん幸せだったなあ」と健診の数値なんか気にもしなかった若い頃が懐かしくなります。実際、毎日快調でエネルギッシュに動きまわれたのです。

ところで、100歳になるとどうなるのでしょうか。いきなり数十年も先の話になりますが、相変わらず数値を理由にあれこれ禁じられるのでしょうか？

これはみなさんも想像できると思います。

数値なんかどうであれ、医者は100歳の人に何も言えません。

おばあちゃんが「わたしゃ、若い頃から豚の角煮が大好きで、いまでも毎日欠かさず食べるのが長生きの秘訣だよ」と威張れば、せいぜい60代の医者は「ハハー」と頷くしかありません。ひれ伏すしかありません。

「いやあ、どうぞ、いまのままで食事を楽しんでください」としか言えないのです。何せ目の前の老人は100年元気に生きてきたのですから、その好物だと長生きできないと言うことができなくなるのです。

「おかげで医者要らずで、生きてこられたんだから」

要するに、**食べたいものを食べて長生きできれば、怖いものなし**です。100歳になったら医者なんか見下していいのです。

医学の常識くらい当てにならないものはない

私はこれまでに出した高齢者向けの本の中で、健康診断は受けなくていい、数値が高いのは気にしなくていいと書き続けてきました。

薬も、医者が処方したものを盲信するのでなく、服用することで倦怠感や眠気を感じるようならはっきりと医者に告げて「やめたい」と言うべきで、その訴えに耳を貸すこともなく、同じ薬を出し続ける医者がいたら、目の前の患者より検査データを優先している医者ということになるということを主張してきました。

私も医者ですから、医学や医療を信用しないわけではありません。

ただ、はっきり言えることは、**健診の結果示されるさまざまな数値の異常には、放置すれば病気になるというエビデンス（根拠）がないケースがほとんど**なのです。

たとえば血圧は１３５以下が正常値とされ、１４０を超えると心臓の疾患や冠動脈の疾患がはっきりと増加するというデータでも、せいぜい数万人の追跡調査をした結果、確率が高いというだけの話です。それも日本人で調査した結果が示されているのならともかく、ほとんどのケースでそういったデータがありません。国際基準やアメリカのデータをそのまま当てはめていることが多いのです。

しかも、医学の常識は変わっていきます。マーガリンのようにある時期に、身体にいいとされた食べ物がそうでないと言われるようになったり、よくないとされた食べ物に大切な栄養素やビタミンが含まれていることがわかり、推奨されるようになったり、いわゆる健康常識も変わっていきます。

そうなってくると、**自分が食べたいものを食べて満足しているほうが、あれこれ不安を抱きながら食べたいものを我慢するよりはるかに気分いいはずですし、ストレスも感じません。**「ああ、美味しかった」と思えば身体だって元気が出てきます。心身が元気になれば免疫力も高まって、不安を感じながら暮らすよりはるかに健康に生きていくことができる可能性が高いのです。

まして、70代80代を過ぎてまで、食べたいものや好きなものを自分に禁じて生きる必要はありません。我慢して数値が改善されたとしても、食べることに楽しみがなくなったら元気もだんだん萎んでくるし、張り合いもなくなります。まさに味気ない毎日になってしまうでしょう。

私は、血圧も血糖値もいわゆる基準値の範囲をはるかにオーバーしていますが、週に4、5日のラーメンの食べ歩きをやめる気にはなれません。食べれば一滴のスープも残さず完食することが多いし、「ああ、美味しかった」と毎回満足できます。「60歳を過ぎたんだし、そろそろ控えなくちゃ」という気持ちにはまったくなりません。

むしろ「大好きなものを食べ続けてこれだけ元気なんだから、言うことなしじゃん」という気分です。

閉じこもってしょぼくれたら100歳にはなれない

長寿の人は意外に肉をたくさん食べて生きてきました。 日本人の寿命が伸びたのは栄養状態がよくなったことと大いに関係があって、たとえば穀類が主だった昭和20年代の平均寿命はわずか50〜60歳ですが、普段の食生活に肉類の摂取が増えてくることで、この寿命がどんどん伸びてきました。

肉を食べると寿命が伸びるというのは、ただ単に栄養状態がよくなることだけが理由ではありません。実はいくつもの長寿の条件を満たしてくれるものが、肉を食べることの中に含まれているのです。

そもそも、肉を手に入れるためにはパワフルでなければなりません。大昔は野生動物を狩りで仕留めて家族や集落のみんなで食べたはずですから、獲物の肉を食べて体力と元気を回復させ、また狩りに出かけます。獲物が獲れなければ、体力も元気もなくなりますから狩りは難しくなりますが、人間はそこで知恵を働かせて槍や弓矢、斧といった狩猟道具をつくったのでしょう。

肉を食べて体力をつけてまた狩りに出る。この繰り返しは身体をたくましくしていきます。

現代でも同じです。「さあ、今日はひさしぶりに焼き肉でも食べに行こう」と思えば肉好きな人は元気が出ます。美味しい焼肉屋までウキウキと歩いて、満腹になれば、「この夏はどこかに旅行しよう」という気になります。

自宅で肉料理を食べるときでも快活な気分になるでしょう。

「やあ、肉はひさしぶりだな。やっぱりうまいし元気が出る」

「たまには肉を腹いっぱい食べて夏バテを吹き飛ばさないと」

質素な食事で簡単に済ませるより、食べるだけで高揚感すら生まれてくるものです。

この高揚感は大切です。高齢になればなるほど感情の起伏も小さくなって淡々とした境地で生きているように思われがちですが、**１００歳まで生きる人は違います。80代90代の高齢期になってもよく笑うし、「やってみるか」と意欲的に暮らしています。**

決して淡々と暮らして歳を重ねているわけではなく、かなり溌溂《はつらつ》と生きてきました。そうでなければ長い長い高齢期、退屈して生きる意欲もなくなってしまいかねません。

第1章でご紹介した「気がつけば１００歳」の人の共通点を思い出してください。「あっという間だった」「退屈している暇なんかなかった」とみなさんおっしゃいます。決してしょぼくれて生きて、枯れながら細々と１００歳になったわけではないのです。

「意欲の低下」こそ100歳への壁になる

もちろん私は、体質的に肉や脂っこいものは受けつけないとか、野菜が好きで野菜さえ食べていれば元気だという方にまで肉類をすすめるつもりはありません。自分が食べて美味しいと思うもの、それを食べると幸せな気持ちになれるものを食べるのがいいのは言うまでもないからです。

ただ、もし、肉は好きだし食べたいけど、いろいろな数値が心配で控えてしまうという人がいたら、「もっとどんどん食べてください」と強くおすすめしたいです。

その理由はいくつもありますが、**幸せに老いていくために何より大切なのは意欲だ**と思っているからです。

自分がやってみたいことやこれからの人生で実現したいことを叶えるためには、どうしても意欲だけは欠かせません。好奇心も探求心も、あるいは「失敗してもいいからやってみよう」という自分をあと押しする気持ちも、すべて意欲がなければ生まれてきません。

もっと小さなこと、日常的なことでも同じです。

「少し外の空気を吸ってくるかな」とか、「あの人に葉書でも書いてみるかな」といったささいなことでも、意欲が衰えてくると「今日でなくてもいいや」となります。いろいろなことを先延ばしすればするほど、それを実行するのは意欲が必要になります。つまり一日を気持ちよく過ごすというだけのことにも意欲が必要になってきます。

その意欲の素をつくるのが、肉です。

肉には脳内の「幸せホルモン」とも呼ばれるセロトニンの材料となるトリプトファンというアミノ酸が含まれています。「さあ、やるぞ」とか「ああ、いい気分だなあ」という幸福感をつくるのがセロトニンです。

前の章では畑仕事に精出すおばあちゃんの話をしましたが、肉は日光と並んでセロトニンの生成を促進し、気持ちを前向きにして意欲を高めてくれる大切な働きがあります。

コレステロールを心配する人もいると思いますが、コレステロールは男性ホルモンの原料で、この男性ホルモンこそ意欲を高めてくれる大切なホルモンになります。60代くらいから（早い人なら50代に）、とくに男性の場合はこのホルモンが減少してきて、それが意欲の低下となって表れてくることがわかっています。

意欲を維持できれば、身体機能だけでなく脳機能の衰えも防ぐことができます。好奇心や他者への関心を失わないことで脳はつねに刺激されるからです。

１００歳まで生きる人は、たとえ身体的な機能が衰えてもできることはやり続け、人と会ったり話すことも嫌がらないし、好奇心を失うこともありません。

それは、意欲が旺盛だからできることで、そもそも「もっと生きたい」「まだやりたいことある」という気持ちは生きる意欲がなければ生まれてきません。

１００歳の壁を乗り越える人は、いくつになっても生きる意欲を失わなかった人なのです。

日本人に適した健康法を実践しないと意味がない

私が「コレステロールなんか気にしなくていい」と主張するのは、**高齢になったらダイエットなんかしなくていい**と考えているからです。

現実はどうでしょうか？

メタボをまるで短命の指標のように言います。２００８年から始まった特定健康診査や特定保健指導がその典型で、メタボと判定されただけで「痩せないと長生きできないよ」と脅されます。内臓脂肪の蓄積が肥満症や高血圧、糖尿病などの病気を引き起こしやすくなると考えられているからです。

でも、日本人はそんなに肥満しているでしょうか？

定年で仕事を退いて「ちょっと太ったかな」という程度の人はいても、70代過ぎて一目で肥満体とわかる人なんかほとんどいません。

これがアメリカ人だと違ってきます。映画やテレビのニュースを見ても、ベルトが回らないくらい肥満体の高齢者がいます。アメリカ人の死因のトップは心疾患ですが、そのおもな原因となる冠動脈の詰まりは動脈硬化や血管の狭窄《きょうさく》によって起こります。コレステロールがその主たる原因と長らく考えられてきたのです（現在では否定されつつあります）。

日本人はどうでしょうか？

死因のトップはがんで、虚血性心疾患が死因となるのはがんのわずか「10分の1」未満です。つまり、**日本の高齢者はメタボを恐れたり予防する必要なんかないのです。**少なくとも、アメリカ人ほど恐れる必要はありません。

ところが、アメリカの医学常識を日本の学者や官僚はそのまま高齢者に押しつけてしまいました。現状はどうかといえば、70歳以上の日本人の5人に1人はタンパク質不足という調査データもあります。実際、街角で見る70代80代の男性の大半は細身の人が多く、あきらかな肥満体はめったに見かけません。日本の高齢者は、むしろ痩せ気味で枯れた印象を与えるタイプが多いような気がします。

そういった現実をきちんと理解しているのは学者や官僚ではなく、現場を知っている医師です。国がメタボ対策を推し進めようとしてからしばらくして、東京都医師会は「高齢者は、それよりしっかり食べて栄養状態を保ち『フレイル予防』を心がけよう」と訴えました。

少しぐらい太ってもいいから、肉を食べて精力的に活動し、運動機能をしっかりと保っている人のほうが長生きするというのは、すでに大規模な調査の結果からも確認されています。ＢＭＩの数値で言うなら「25以上30未満」、つまりぽっちゃりして小太りの人のほうが長生きするし、痩せ気味の人のほうが寿命が短いというのもわかっているのです。

認知症でも感情のやり取りができれば人は集まってくる

１００歳の高齢者と聞くと「認知症でまともな会話はできない」と思う人が多い

かもしれません。

70代80代で亡くなった親や親戚が認知症だった場合はとくにそうで、「あのまま100まで生きても何もわからなくなって、寝たきりでただ生きているだけの高齢者になっていたんだろうな」と想像します。

ところが、**たとえ認知症でも100歳まで生きる人は違います。感情豊かでよく笑い、泣いたりも怒ったりもします。**

たとえ身体が不自由になって寝たきりの暮らしでも「こんな暑いときは、温泉で汗を流して涼んだら気持ちいいだろうねえ」とか、「きのうからずっとあの店の冷たい蕎麦が食べたかったんだよ」とか、やってみたいことや食べたいものへの憧れを話します。まだまだ意欲は衰えていないのです。

認知症は、90歳を過ぎた高齢者なら大部分の人が発症します。いわば老化の自然現象のひとつに過ぎません。

これがまだ70代でしたら、活動期ですから、あれこれやりたいこと、やらなければいけないことがあります。認知症でそれができないとなれば「もう何もできなくなったんだな」と意欲が衰えてしまいます。

でも、現実はどうかといえば、認知症でも活動期を乗り越える人がたくさんいます。スマホの機能を活用したり、人と会うことを厭《いと》わなかったり、少しぐらいの記憶障害をものともしないで動きまわっている人たちです。

そういう人たちも90歳を過ぎて１００歳を迎える頃には、さすがに認知症も進んで、ただぼんやりと毎日を過ごすようになっているでしょうか。

これぱかりはわかりません。高齢になればなるほど認知症の進み方も遅くなるとはいっても、個人差もあれば環境にもよるからですが、ひとつだけ想像できることがあります。

「人生を楽しもう」という意欲を持ち続けた人なら、たとえ認知症が進んでも相変わらず人と会い、笑われようがあきれられようが自分の頭に浮かんだことを口にし、話が混乱しても気にしません。

臆することなく自分の気持ちや考えを口にできる人は、たとえ１００歳を過ぎても周囲とにぎやかにやり取りすることができます。笑い声も生まれれば「すごいねえ」といった驚きや「懐かしいねえ」という共感の言葉も生まれます。その場にいろいろな感情が生まれて、楽しい時間が過ぎていきます。

すると、周囲に人が集まってきます。

この「人が集まってくる」というのは、その場が楽しいからです。「教わる」とか「得する」というのはもうありません。その人のまわりにいるだけで、みんな愉快な気分になれるから集まります。

１００歳の長寿者には、周囲の人を楽しい気持ちにさせてくれる「無邪気さ」が備わっています。

たとえば、昔の記憶でも、嫌なことはぜんぶ忘れてしまい、自分を幸せにしてくれる記憶だけを残すようなことです。

したがって、認知症はその無邪気さを演出してくれる病と受け止めてもいいぐらいなのです。

立ちはだかるのは認知症より前頭葉の機能低下

むしろ、私は、高齢になればなるほど、**怖いのは認知症より老人性のうつ病**だと思っています。

いろいろなことができなくなった自分を嘆いたり、人と会うことが億劫になったり、孤独感を募らせたり無力感に包まれてしまうようなことです。自分ができなくなったことだけを数え上げて残された人生に無力感だけを持ってしまいます。こうなってしまうと、たとえ100歳まで生きたとしても幸せな晩年とは言えません。

もちろん、それでも長生きできることはいいことですが、介護する周囲の人も複雑な気持ちになるでしょう。

せっかく100歳までの命を授かるなら、本人はもちろん家族や周囲の人も幸せな気持ちになれるような晩年であってほしいと思います。

だからまず、**70代80代の時期に大切なのは意欲を失わないこと**になります。「やりたいことをやり続けたい」「好きなことをあきらめたくない」という意欲さえ失わなければ、感情の豊かさも人と会うことの喜びも失うことはありません。食べたいものを食べて、やりたいことをやり続けて、元気に生きていくことができます。

そして、意欲を生み出すのは前頭葉と呼ばれる脳の部位です。

前頭葉の機能はいくつもあって、それをひとつずつ説明していくと長くなりますが、ここでいちばん大事なのは、創造性や共感能力と理解してください。

創造性を支えるものは好奇心や未知の世界への興味や関心です。

共感能力を支えるのは、相手の感情を知り、それに対応できる力ということになります。

そして、どちらも自己表現を求められます。創造性は言うまでもないことですし、黙っていたんじゃ相手にこちらの気持ちは伝わりません。カッとなったり不機嫌になったり、とくに悪い感情のコントロールができなければ、他人と共感し合うことができません。

ここまで読んで、

「あ、歳をとると難しくなってくることばかりだな」

と気がついた人なら、まだ大丈夫です。普段から自分の興味や感情のあり方に気がついている人ですから、感受性も豊かで自己分析もできている人ということになります。

そして、創造性も共感能力も意欲がなければ高めることはできません。

「面倒くさいことはやりたくない」とか「いまさら新しいことには手をつけたくない」とか、「人と会うと疲れるからひとりがいい」とか、そういった高齢者に起こりがちな偏屈さというのは、結局のところ、無気力になること、つまり意欲の減退がいちばんの原因ということです。

それに比べれば、加齢にともなう認知症だけならかわいいものです。

幸せな100歳の前に立ちはだかるのは、むしろ前頭葉の機能低下と言ってもいいはずです。

60代70代こそ「やってみないとわからない」で生きよう

心も身体も元気な100歳を迎えるために大事なのは意欲。そこまではわかっていただけたとしても、前頭葉の機能が衰えてしまったら、そう簡単に意欲は取り戻せません。まして身体はますます動かなくなっていくのですから、高齢になればなるほど、意欲を高めるのは難しくなってくるはずです。

そこで、**老いの自覚も薄い60代70代の頃から、意識して前頭葉を鍛えて意欲を高める必要があります。**前頭葉の機能低下は早い人では40代、ときには20代でも見られるのですから、決して早過ぎるということはありません。

ここで「そんなに早くから前頭葉が衰えるなら、この歳じゃもう間に合わない」と思う人が出てくるかもしれませんが、まったく違います。むしろ私は、60代70代は最適な年齢だと思っています。

なぜなら40代はもちろん、20代の若者でも組織に縛られて働く限り、自由がありません。自由が拘束されている年代というのは意欲も衰えます。まさに前頭葉不遇の年代なのです。

ところが60代を過ぎると、若い頃よりはるかに大きな自由が手に入ります。うるさい上司はいないし、神経をつかう人間関係もありません。定年を迎えて組織から自由になっただけで、大きな解放感に包まれるはずです。家族や子どもへの義務も責任もなくなり、お金だって収入は減っても自由に使えるようになります。

その手にした大きな自由に気がつけば、意欲を高めるチャンスならいくらでもあるはずです。

いままでやりたくてもできなかったことに挑戦してみる。

自分には無理、向いてないとあきらめていたことでも、「でもやってみたい」と踏み出してみる。

思い切って高い買い物をして贅沢な気分を味わう。

どんなことでもいいのです。とにかく挑戦的に、実験的に生きてみることです。

失敗しようが損しようが、せいぜい自分が笑われるくらいです。組織に損害を与えるわけではありません。

そのかわり、思いがけず新しい世界が開けるかもしれません。人間関係だって、想像もしなかった出会いが生まれるかもしれません。

出会いから生まれる刺激というのはとても大きくて、「こんな人がいたのか」「こういう生き方があったのか」と気がつくだけでいままでなかった新しい意欲が生まれてくるのです。

あなたと向き合おうとしない医者に治療意欲はあるのだろうか

100歳まで悔いなく生きようと思ったら健康診断の数値も医者の脅しも気にするな、と書いてきたのですから、この章の最後に医者とのつき合い方を考えてみましょう。具合が悪くなれば医者に診てもらわないわけにはいきません。でも、ちゃんとした治療を受けようと思ったらどうしても患者ときちんと向き合ってくれる医者でなければ安心できないからです。最低限、覚えておいていただきたいつき合い方を考えます。

まず、**その医者に治療意欲があるのかどうか**、ということです。

「いくらなんでも医者なんだから、治療する気で診察してくれるはずだ」と思う人が多いかもしれません。

でも、診察室に入って向き合っても患者を見ようとしない医者がいます。目の前のパソコンのほうを向いてデータだけを見ている医者です。そもそも患者と向き合わないのです。もちろん、あなたがいろいろ質問しても返事はありません。

こういう医者がもしいたら、前頭葉の機能不全を疑っていいのです。患者との共感能力がありません。患者の話を聞いていろいろな可能性を考えてみるという想像力もありません。あるのは狭い専門分野の知識、それも教室や教授に教え込まれた知識だけで、「このデータなら薬はこれとこれ」という決めつけだけです。

前頭葉の機能低下は、「この方法を試してみよう」といった挑戦的な意欲も奪います。

患者があれこれ薬や治療法への不満を訴えると、たちまち機嫌が悪くなる医者もいますが、これは共感能力がないだけでなく、そもそも感情のコントロールができないからです。前頭葉の機能の低さそのものを示します。

逆に、安心していい医者は、すべてこの反対になります。

目の前の患者ときちんと向き合い、話を聞いてくれ、頷いたりアドバイスしてくれたりします。「とにかく様子を見ましょう」とか「薬を続けてください」と打ち切ったりはしません。

したがって、**安心していい医者の診察時間は長くなりがちです。**評判のいい医者ほど予約しても診察時間が長引いて待たされることが多くなりますが、その理由はその医者がひとりひとりの患者ときちんと向き合っているからだということもできるのです。

脳梗塞を患った70代の男性がこんな話をしてくれました。

担当医が「血液をサラサラにする薬を3種類いま出しているんですが、それぞれがどれくらい効いているのか検査してみませんか」と持ちかけたそうです。

「なんのためですか」とこの患者が質問すると担当医はこう答えたそうです。

「効いてない薬があったらそれをやめることができます。3種類、全部効いているとわかったらひとつ減らすことができます」

この男性は「こんなわかりやすくて元気の出る説明を聞いたのは初めてだ」と心から納得したそうです。

心を励ましてくれるかかりつけ医を探そう

何かあったときにまず診てもらうかかりつけ医が、信頼できる医者ならこんな心強いことはありません。

では、そういう医者をどう探せばいいのでしょうか。

いちばん簡単なのは、同じ病気を抱えている知人や友人に聞いてみることですが、自分で探すことができないわけではありません。

そのためにはまず、どういう医院でもいいですから、疑問があったら診察のときに医者にはっきりとぶつけてください。薬が合わないと感じたときははっきり言う。検査や治療の目的に疑問があるなら質問する。

そこで面倒くさがったり、答えないような医者は論外です。

論外の医者にいつまでもかかわる必要はありません。もう行かなければいいのです。

それから、初対面で「あ、この医者は合いそうだな」と思うときがあります。「なんだか話しやすい」とか「気さくでリラックスできる」と感じたようなときです。

受付や看護師さんたちの雰囲気も大事です。スタッフが朗らかに働いているような職場なら、医師（たいていは院長）に共感能力があって気づかいができている証拠です。

検査設備の充実という点ももちろん大事ですが、**かかりつけ医の場合はまず「話**

しやすい」というのを判断基準にしていいと思います。

いくら設備が最新鋭でも、出された結果データから一方的な治療方針や投薬を押しつけるだけの医者より、まずこちらの不安や疑問にきちんと答えてくれて、それを解消してくれる医者のほうが心は元気になるからです。また、どうせその医院では手に負えないとわかれば、大きな病院を紹介されます。その場合でも、ろくな説明もなく、その結果、不安を抱えたまま入院したり手術を受けるより、その不安だけでも取り除いてくれる医者なら、心の元気な状態で入院することができるでしょう。

医者は病気を治すプロには違いありませんが、自分の身体をいちばん知っているのは患者本人です。その意味では、「一緒に治しましょうという謙虚さ」のない医者は避けたほうがいいのです。

第6章

介護から始まる人生がある

「生きててもしょうがない」は老いへの冒涜

高齢の方がときに口にしてしまう言葉があります。「生きていても意味がない」「早く死にたい」「自分なんかいても仕方ない」などです。

これは裏返せば、「生きたい」という思いなのだと思っています。誰も死にたくなんかありません。ただ、あまりにさびしいし、やることもなく退屈で、人の役にも立たないという嘆きなのです。

この本は「１００歳まで生きよう」という大らかな目標を持つための本ですから、これだけは伝えたいと思います。

80代を乗り越え、90代を迎えてどんなに老いの自覚が大きくなっても「死にたい」は周囲の人を傷つける暴言です。言ってはいけないことです。家族を傷つけ、介護する人たちに言葉を失わせます。「死にたい」と言葉にして、よいものが生まれることはありません。

「死んだほうがましだ」と言っても、介護する人が「そんなことないですよ。生きているだけでもっけの幸いじゃないですか」となぐさめてくれるだけです。「死にたい」と言って気がおさまるのならいいのですが、さびしさはおさまりません。あなたの感情はあなたにしかわからず、人に理解してもらおうとするのは難しいのです。

高齢者になったって、愚痴も言いたいし弱音も吐きたい。そういうことも当然あります。１００歳に近づけば、身体は思うように動かず、やりたいことがうまくいかず、話す人も少なくなって、落ち込み、イライラする日もあります。そういう感情の波は誰にでもあることですが、高齢であることに甘えて人を傷つけないようにしたいものです。

介護をしてくれている人に、ネガティブなことばかり言えば、介護者の悩みが深くなります。**介護者が元気に介護できるように言葉がけをするのも高齢者の務めだ**と思います。

それでも誰かに話したいというときは、感情をぶつけるのではなく、冷静に「ときどき、自分はみんなに迷惑をかけていて、生きていていいのかと落ち込むよ」と話してみましょう。

相手は「迷惑なんかじゃない」と言います。そうしたら、何度も愚痴を言うことはひかえて、感謝の言葉を伝えましょう。

あなたがもっと若くて介護している身だったら、相手のことを思って介護しているときに、「私なんかどうなってもいい」「死んだほうがいい」と言われたら、戸惑い、悲しくなると思います。支援者だったら、「あの方が死にたいと言っている、どうしたらいいか」などとスタッフのケア会議が開かれているかもしれません。とにかく、ネガティブな言葉はまわりを疲れさせるのです。

「死にたい」という言葉は、あなた自身への冒涜ともいえます。80年、90年生きてきたというだけですごいことです。それを自分で否定してはいけないのです。

安楽死は幸せなのか？

２０２２年に公開された『PLAN75』という映画がありました（監督は早川千絵）。75歳になったら生死を選択できるという制度が国会で承認され、安楽死を国が支援します。主人公の女性はホテルで働いていますが、解雇されてしまいます。身寄りもないようで、独り暮らしです。たぶん年金も少なく、年金だけでは生活できないのでしょう。仕事を探しますが、再就職先は高齢のために見つかりません。役所に生活保護の相談へ行ったところ、「プラン75」の制度を案内されました。女性は悩み、「プラン75」を選択します。

「プラン75」というのは、少子高齢化で高齢者の人口が増え過ぎたために、75歳になったら、自分で死にたい人には国が支援して安楽死させてくれるというものです。あくまでも自己決定で「死ぬ権利」を認める法律です。家族の承諾もいらず、個人が申請書を書けば、支援金の10万円がもらえます。そのお金で最後に高級ホテルに泊まって美味しいものを食べる等、お金の使い方は自由です。火葬も埋葬も国がやってくれます。

映画の物語なのですが、実際にこんなことを言い出す政治家もいるのではないかと、身の毛がよだつ作品でした。

主人公の女性は健康で自立できている人です。働けないのは彼女のせいではなく、働き口がないのです。彼女が強く生活保護を望まないで、「プラン75」を選んでしまうのは、「人様に迷惑をかけたくない」という思いからでしょう。

しかし、この制度を選ぶ人はお金のない人、身寄りのない人、地位も何もない庶民です。お金もあって子どももいてという人は、「プラン75」は選びません。社会のお荷物を消すための制度なのです。

お荷物と書きましたが、そう思うのは誰でしょう。本人は思ってはいません。慎《つつ》ましくもしっかり生活してきました。税金も払ってきました。それなのに、高齢で資産がないというだけでお荷物扱いする世界があります。

あなたが「生きてても仕方がない」と思うなら、こんな制度があったほうがいいと思いますか？　わたしは嫌です。生きているうちは生き抜きたいと思います。そして、お金がなくても身寄りがなくても、幸せな老後を送れるぐらいの支援を国はしてもいいのではないでしょうか。その人が、70年、80年と生きてきた敬意をはらいたいと思います。

高齢のみなさんが「生きてても仕方ない」「人の迷惑になりたくない」とばかり唱えていると、へんな高齢者対策ができてしまうかもしれません。

迷惑をかけないで生きるなんて、人間にはできないことです。

「私たちのことを私たち抜きで決めないで」

「私たちのことを私たち抜きで決めないで（Nothing about us without us）」という言葉をご存じでしょうか。

2006年に国連で「障害者の権利に関する条約」が採択されました。このときに障害を持つ当事者が「私たちのことを私たち抜きで決めないで」と声をあげ、当事者も参加してつくりあげた権利条約です。日本は2014年に批准しています。「障害者の権利に関する条約」には、あらゆる差別の禁止が示されています。合理的配慮がなされていないことも差別のひとつです。

合理的配慮とは、障害を持つ人が障害を持たない人と同様に社会生活を送れるよう、社会的障壁を取り除く配慮のことです。いちばん目にするのは、目に見えない方のための点字ブロック、車いすの方のためのスロープ、身体の悪い方、体力のない方のための駅や地下鉄のエレベーターの設置など、普段、町の中にも合理的配慮がなされています。

これらはバリアフリーともいわれます。ユニバーサルデザインという考え方もあって、ひとりの障害を持つ方だけでなく、みんなが使いやすいようにデザインしていくという考え方です。障害が固定した方だけでなく、妊婦さん、部活で骨折して松葉杖を使う学生さん、うつ状態でひきこもっている体力のない人、難病を持つ人、そして高齢者、いろいろな人が使いやすいようにデザインします。

バリアフリーは障害者だけでなく、高齢者にもありがたいものです。高齢になれば、誰もが障害者になっていきます。目は見えにくくなり、耳は遠くなり、足腰が弱り、内部疾患を持っていたりしますし、認知症にもなります。

高齢者人口が増えたいまだからこそ、障害者にも高齢者にも優しい町づくりをすすめていってほしいと思います。

高齢者こそ「勝手に決めるな」と声をあげていい

しかし、「最近ベンチが少なくなった」という声が聞こえます。そう訴えるひとりは中年の方でした。

「東京駅へ行ってもベンチがない。ホームにもない。待合室にあるいすは人でいっぱいだった。カフェに入るまでもない。ちょっと座って休みたいだけ。待ち合わせまでの5分ぐらいなのだけどね」

こんなことはあちこちにあるようです。ある若いお母さんからも「もう少し公園にベンチがあったら」とのことでした。ふたりの子どもを連れて遊ばせてベンチでおやつと思ってもベンチが少ないので、たいてい誰かが座っていると言います。

全体的に東京ではベンチが少なくなっているようです。地方ではいかがでしょうか。東京では、ホームレスの方たちが横になれないようなベンチをこしらえて設置しています。これは一般の人にも不便です。

急にお腹が痛くなって、少し横になればよくなることってあります。そういうときに長いベンチがあればと思います。昔ながらのベンチなら、オムツを替えたり、お弁当を広げたりできます。ホームレスの方たちを排除するためと聞きますが、ユニバーサルデザインに逆行するものです。誰かを排除しようとして、一般の人たちも排除してしまう結果にもなっているようです。

政治というものは、あまり当事者の声は聞かないで政策をつくっている場合が多いです。よかれと思った政策でも、当事者から見たらピント外れのものも少なくありません。

ですから、「障害者の権利に関する条約」のときは、当事者が「私たちのことを私たち抜きで決めないで」と声をあげたのです。

高齢者にも老人福祉法等のいろいろな法律があります。自治体単位でも高齢者福祉計画というものがあります。

身近なものに介護保険法があるでしょう。「今年も介護保険料が上がった」という話も聞きます。死ぬまで納める社会保険料ですが、介護保険の内容も２０００年の発足のときからずいぶん変わってきました。

ほとんどの75歳の方（後期高齢者）はまだ元気です。考える力も行動力もあるでしょう。しかしいつかは衰えていきます。そのときのために、高齢者福祉やユニバーサルデザインが後退していかないよう、興味を持って見ていく必要もあると思います。

高齢者こそ「私たち抜きで決めないで」と声をあげてもいいときが来ているのかもしれません。

介護されることを受け入れる

私たちは「介護されたくない」という思いがあります。しもの世話だけはされたくないという人も多いです。そうはいっても、**老いるということは誰かに頼るしかなくなるときが来るのです。そういうときは機嫌よく介護されてみる心持ちでいたいと思います。**「世話にはならん」というのではなく、「何かあったら、よろしく頼む」と子やまわりの人にお願いしておいたほうがいいでしょう。１００歳まで何もなく元気いっぱいということはないのです。

「介護抵抗」という言葉があります。おもに認知症の方に多いのですが、お手伝いをしようとすると「自分でできる」と抵抗します。でも、できないのです。できないことは認めたくありません。

認知症の方がみなさん抵抗するわけではありません。ニコニコと「どちら様か知りませんが、いつもありがとうございます」と受け入れる方もいます。同じアルツハイマー型認知症といっても、その人の個性が出てくるものです。

社会学者で歌人でもあった故鶴見和子さんは、70代後半に脳出血で左半身麻痺となり、車いす生活になりました。介護生活になってからも執筆活動は続けられ、とくにリハビリテーションという、いままさに自分が取り組んでいることに興味を持って本を書かれました。

鶴見さんはこんなことも話しています。

仕事はできますっていわれたの。しかし、もとへは戻れないって。回復できないということはもとへ戻れないということでしょう。じゃあ、もとへ戻れなかったら前へ向かって進む以外にないじゃない。

（金子兜太・鶴見和子『米寿快談』藤原書店より）

老いはなんらかの障害を持つことです。もとには戻れません。それなら前に進むしかないとは素敵な考え方です。鶴見さんは、いままで興味の枠の外にあった看護や介護について考え、リハビリテーションの進化に驚き、新しい世界を知っていきます。

これも好奇心のなせる業です。昔の自分に戻るのではなく、介護される自分という新しい世界に向かって突き進んでいくのです。

自分の介護プランを考えておく

機嫌よく介護されるために、介護してもらう方針を自分で考えておきましょう。ここでも「私たちのことを私たち抜きで決めないで」という心持ちは大事です。まだ60代70代のあなたが、もっと高齢になってから骨折して入院したとします。リハビリで回復し、自宅に戻るとき介護保険を利用することになります。この場合、手続きからケアプランまで家族と行政やケアマネジャーが決めてしまい、当事者のあなたが置いてけぼりになることがよくあります。

あなたも落ち込んでいます。よくあるように「このまま生きていてなんになる」という気持ちになっている場合もあります。子どもらが「お母さん、これでいい」「お父さん、手すりはここもつける？」と聞いても、「好きにしてくれ」と投げやりになる当事者もいます。

いまの時代、骨折ぐらいでは簡単に寝たきりにはなりません。手術もリハビリも進化し、介護を受けながら普通に生活している方が多くいます。

この在宅介護をどうするかという打ち合わせのときは、家族任せ、ケアマネジャー任せにせずに、しっかり自分も加わり意見を言ってほしいと思います。

手すりの位置も微妙なものです。本人がしっかり決めるべきで、お風呂はこれがあるといいなあ、トイレはこう、ベッドの位置は……と希望を伝えるようにしましょう。**介護される側になるから「あまりわがままを言ったらいけない」などと思わないでください。**希望を伝えたほうがケアマネジャーも福祉用具や工事の担当者もやりやすいのです。

介護を受ける前から、自分が要介護者になったときのために、あらかじめ介護を受けるときのイメージを持っておきましょう。

家の中で車いすか杖を使用する場合、あるいは初期の認知症症状が出てきた場合、移動はどうするか、買い物はどうするか、通院はどうするか、を考えておきます。すでに介護を受けている友達に聞いてみるのもいいでしょう。

デイケアやデイサービスには、それぞれ特色があります。各施設の違いがわかりませんし、自分に合うかもわかりません。

ですから、口コミというのは大事です。すでに介護を受けている先輩に話を聞き、情報を集めましょう。

デイサービスに通所する知り合いを訪ねながら見学するのもいいかもしれません。頼りになるケアマネジャーさんがいる事業所やヘルパー派遣の事業所など、自宅近くにどういうところがあるか知っておくのもいいでしょう。

自分に何かあったら、ここの窓口で介護保険を申請し、ここの居宅支援事業所にケアマネジャーさんを決めてもらってと、子どもや支援してくれる人に指示しておくと、動く人も動きやすいと思います。

子どもたちも中年世代ですから、仕事に忙しく、介護保険のことやリハビリテーションのことなどわかっていません。親が入院したことに気が動転して、何をどうしたらよいかと混乱しながら手続きを進めていく可能性もあります。そういうとき、親からの指示書やマニュアルがあると、とても助かると思います。

これから介護を受ける人は、「人の迷惑になりたくない」と落ち込んでいる暇はありません。介護を受けるというのはなかなか忙しいのです。スケジュール管理も自分でしましょう。物忘れがあるのならスマホなどの機器に頼りたいものです。ですから、70代80代までにスマホの便利機能やアプリを覚えておきましょう。動けなくなったときに役に立ちます。

介護されること、それは私たちにとって未知な領域です。新しい経験でもあります。しっかり準備して、介護される生活を味わってみましょう。

不都合があったら、声に出して意見を述べてみましょう。これからの介護は、いま当事者である人たちによって改善されていければいいと願います。

「転ばぬ先の杖」と仲良くなる

高齢になると、いろいろな道具にお世話になります。近眼の眼鏡をかけていたうえに老眼の眼鏡も必要になり、最後は大きな虫眼鏡で活字を読むことになります。耳も聞こえなくなると補聴器をつけます。耳が聞こえなくなるとテレビや映画の字幕やＬＩＮＥでのやりとりが便利だと、90代の男性が話していました。少しずつ障害を持つようになり、そのたびに私たちは道具や機器に頼りながら生きていきます。

杖も大事な道具です。ある女性は、「杖は歩くときより、立ち止まってひと休みするときに役に立つ」と言っていました。

篠田桃紅さんの『一〇五歳、死ねないのも困るのよ』（幻冬舎）という著書には、「この一、二年、わたしは杖をついて歩いています」と書いています。１００歳過ぎまで杖なしで歩いていたのに驚きですが、背骨を圧迫骨折してからは杖が必要になったとのことです。

こんなことも書いています。


杖をつくようになると、なかには自分は老いて不幸だと感じる人もいるでしょう。それを嫌だと思わずに、楽しむことが大切だと思います。


やはり１００歳を超えて元気な人は、杖ひとつにも新しい楽しみを見つけるのでしょう。

杖の次は押し車を押して歩くことになります。女性はかなり愛用していますが、男性はまだ恥ずかしがる方も多いようです。しかし、押し車を押しながらずんずん歩く90代の男性を見ることができました。

拙著『80歳の超え方』（廣済堂出版）で、信友直子監督が認知症の母と介護する父の生活を撮った映画『ぼけますから、よろしくお願いします。』（２０１８年公開）を紹介しました。その第二弾『ぼけますから、よろしくお願いします。～おかえりお母さん～』が２０２２年に公開されました。

主人公の夫婦は妻80代と夫90代。妻が認知症になって、夫は90歳をすぎて家事を始めます。腰の曲がった身体でスーパーに出かけ、両手に買い物袋を提げて休み休み家に帰ってきていました。それが、いつのまにか押し車を使っています。妻が入院すると、少し遠い病院まで押し車を押してぐんぐん歩きます。押し車は、荷物を入れられますし、座ってひと休みできるものもあります。映画の中でお父さんが押し車を押して歩いていると、道を歩いている人から「お父さん！　映画観たよ。かっこいいね」と声をかけられます。

映画の主人公である信友直子さんのお父さんは、本当にかっこいいのです。妻が家事ができないなら自分がやったるわ、やることとやらないでどうする、生きていくのはそういうことだろうと、行動で示してくれます。前向きなんです。大好きな妻と娘、ふたりのために頑張ります。娘や介護保険に世話になりながらも、やれることはやるという気概を見せてくれます。とても頼もしい男性です。

杖も押し車も、あなたの足となり手となります。

介護保険の福祉用具の専門家に頼めば、いくつかの道具を持ってきてくれて、自分に合った道具を探すことができます。

まだ歩けるのなら、杖をつき、押し車を押して、散歩や買い物に出かけましょう。

足腰と脳トレのためにも、よろよろ歩くのは恥ずかしいと思ってはいけません。高齢になっても外に出て太陽の光を浴びてほしいと思います。

「してほしい介護」「してほしくない介護」をはっきりと口にする

「２０２５年問題」という言葉をご存じだと思います。

２０２５年以降、団塊の世代がすべて後期高齢者に突入します。人口が多い世代ですから、後期高齢者が増え、日本の超高齢社会がさらに進展していきます。その団塊世代の後期高齢者を支えるために介護や医療をどうするかというのが日本の課題なのです。

大きな問題は、医療費や介護費の増大、現役世代の社会保険料の負担の増大、慢性的な人材不足です。もう目の前に2025年が来ていますが、問題解決のための処方箋は出ていません。

団塊の世代が後期高齢者となることにネガティブな話題ばかりなので、申し訳ない気分になる方もいると思いますが、生きてきたことを寿いでほしいと思います。

75歳以上が、後期高齢者と呼ばれます。いまの75歳はまだまだ動けて元気な人も多くいます。むしろ可能性がある後期高齢者だと思いたいです。

樹木希林さんが「後期高齢者っていい言葉だ」と言っていたことがありました。どういう意味で言ったかは忘れましたが、自由になれるという気持ちが高まったということだったと思います。

もう後期高齢者になったのだから、あとは死ぬだけです。世間体や役割にとらわれることなく自由な心を持ちたいものです。

団塊の世代といえば、日本の高度成長とともに歩み、ビートルズを聴き、洋画を観てきた世代です。そういう方たちの介護を考えると、いままでの介護と少し違ってきて当然でしょう。しかし、日本は変わることが下手なところがあります。以前ほどにデイサービスでは民謡や唱歌が流されなくなりましたが、ボランティアに来る人たちは昔懐かしい歌を歌うことが多いようです。ビートルズで青春を送ってきた人たちには眠くなるものです。

地方でさえ、海外の文化がどんどん入ってきた時代です。古き日本の姿は変わっていきました。デイサービスのあり方やプログラムも、もっと変わっていくでしょう。少なくとも、深夜帯に若者向け番組しか流さないテレビより10倍ましです。

変えていくためには、現役後期高齢者の意見が必要です。**自分たちが「してほしい介護」「してほしくない介護」をはっきり伝えていくことが大事**になります。口を出して悪いということはありません。介護者のほうは言われないとわからないこともあるからです。「私は民謡よりフォークソングがいい」「午後のお茶はコーヒーにしてほしい」等から、国の政策にも考えを言いたいものです。

「2025年問題」のほか、少子化問題等、もうかなり前から問題にされていたことが、解決の糸口も見えずにいます。ただ税金を上げる、利用料を値上げするだけの対策で、問題解決に至らないのは、私たちが自分ごととして考えてこなかったからかもしれません。

後期高齢者が増えたいまこそ、介護問題を自分ごととして考え、声をあげていってほしいところです。

90歳になったら10年日記をつけ始めよう

まど・みちおさんに『百歳日記』（ＮＨＫ出版）という著書があります。まどさんは「ぞうさん」や「やぎさんゆうびん」の歌の作詞家で、詩人です。１９０９年に生まれ、２０１４年に１０４歳で亡くなりました。

まどさんは、この日記を入院されているときに書きました。看護師さんに笑われながらも毎日、絵を描き、日記を書いていられました。車いすで外に出て自然を観察したこと、病室での長い夜を耐えていることなどをつづります。

まどさんは若いときから日記をつけていたそうですが、**日記をつけるのはいまを生きる高齢者に必要なこと**だと思うのです。「毎日変化がないから書くことがない」という人もいますが、書くことは一行でよいのです。「内科へ行って薬をもらってきた」でもいいのです。

気持ちを書く日記ではありません。生活の備忘録です。「桜がきれいだった。これで最後かと思う」などと感情は入れないで、「お堀で桜を見た」でいいのです。あとから、その文字だけ読めば、そのときの桜があなたの中に蘇ってくるかもしれません。

１００年の人生に向かって、10年日記を買ってみましょう。書き込む欄は少ないので、事実だけ書くのにちょうどよいです。本当に何もない日でしたら、「なにもなかった」でもいいのですが、なにかひとつ探してみましょう。セミが鳴いたかもしれませんし、ニュースで気になることを記してもいいです。

ある90歳近い方が「とても迷ったんですが、10年日記を買ってしまいました」と話します。「これが最後です」と言います。その方はおもに、なんの花が咲いたとか、誰と会ったなどの記録としてつけているとのことです。

感情を入れないで書くと、あとで読み返しやすいと思います。つい人の悪口や怒りを書いてしまうと、あとで読むのが嫌になるものです。

できたら、今日見つけた楽しいこと、きれいだったもの、面白かったことを記してみましょう。「ああ、退屈だ」とばかり思うのではなく、あなたの小さな世界の中にも何か発見があるはずです。

私も日々、忙しくしていますが、東京の中の季節の変化や誰と会ったかなどは記録することがあります。日々、頭に来ることもたくさんある世の中ですが、それとは別に自分の世界に生活という大事な領域があると思っています。『百歳日記』に次のように書いています。

ただやっぱり、「年をとったからこそ新しい世界が開けるかもしれない」という気はしています。もし若かったら、ふつうはそんなバカげたこと、アホらしいことなんか見向きもしないっていうことでも、年とったからこそ、そういう世界を見つけだすことができるのです。

長生きは悪いことではありません。堂々と長生きを楽しんでいきましょう。などさんが書くように、歳をとったからこそ見える世界があるかもしれません。

それを見えなくしているのは、あなたの後ろ向きの考え方です。「人さまの迷惑になりたくない」「何もできない」、そんなことを言うだけ損です。あまり人は同情してくれません。人は笑顔のある人に集まってくるのです。

介護を受けるようになって始まる発見もあるはずです。これが最後の冒険です。楽しんで冒険してみてください。

エピローグ

手を取り合って
100歳を目指そう

見渡せば、100歳を目指す仲間ばかり

日本の高齢者は頑張っていると思います。

給料が上がらなくて冷え込んだ消費を支えているのが高齢者です。

人口減少で働き手不足を支えているのも高齢者です。

予算のない地方行政でも、地域のいろいろな現場や課題をボランティアで支えているのが高齢者です。

街を歩いても旅行に出てみても、元気に闊歩《かっぽ》しているのはほとんどがシニア世代、70代80代の高齢者です。日本のあちこちで賑《にぎ》わいや活気をつくり出しているのも高齢者です。

でも、国も社会も高齢者にはしばしば冷たい視線しか向けません。医療や介護費用の負担増とか、独居老人の見守りや世話だとか、空き家対策だの危険な運転だの、

老老介護の元凶だのと高齢者に冷たい視線を向けます。

当然、高齢者への配慮は後回しです。バリアフリーどころか街中の休憩ベンチも駅のエスカレーターも増やそうとはしません。選挙が近づけば「お年寄りにやさしい社会を」と猫なで声を出しますが、それは高齢者を敵にまわしたら当選しないのがわかっているからです。

マイナンバーだって高齢者には手続きが面倒なだけです。顔認証でも指紋認証でも簡単な本人確認の方法はあるのに、ＡＩ音痴の政治家や官僚にはそういう知恵が浮かびません。

でも、こうなってしまう原因のひとつに、高齢者がおとなしすぎるというのもあると私は思っています。

「こうしてほしい」「こういうのはないのか」という消費者としての要求をもっともっと出していいのに、「国もお金がないだろうから」とか「自治体も苦しいから」と遠慮してしまいます。それぞれの声がなかなかひとつになりません。「年寄りがあんまり要求ばかりするとわがままに思われる」とか「若い人に迷惑がかかる」という遠慮が根強く残っているからです。

高齢者仕様の車があれば限定免許でいくつになっても乗り回すことができます。高齢者向けのファッション雑誌があれば、「私もモデルになれる」と大喜びするおばあちゃんが出てきます。

新聞にも高齢者ページがあれば、楽しそうなイベントや映画、演劇、サークル情報がどんどん集まってくるはずです。

とにかく、まわりを見渡せば高齢者ばかりなのです。

いまよりもっと、100歳を目指す仲間同士としてつき合ってみてもいいような気がします。

個人差が大きい高齢者同士。だからこそ励まし合おう

たとえば80代も後半になってくると、元気で動き回れる人の数もだいぶ減ってき

ます。90代ともなればもっとそうなりますが、たとえ70代でもバリバリ元気な人と、大きな病に罹ってあまり活動的になれない人に分かれます。

高齢者の元気さ、体力や意欲には大きな個人差があって、そのことを高齢者自身もよく知っています。同級生や友人の様子はたちまち仲間に伝わるからです。

すると、「そっとしておいたほうがいいかな」と考えます。

「私はまだ元気だけど、彼は大きな病気をしたらしい。声を掛けてもかえって迷惑かもしれない」

「彼女は認知症になったみたいだ。みんなで会いに行きたいけど、恥ずかしい思いをさせるかもしれないな」

同じ世代だからこそ、相手の気持ちがわかり、気持ちがわかるからこそ遠慮や気づかいが先行してしまいます。

でもどうでしょうか。大病した友人は、

「だいぶ元気になってきたけど、ひとりじゃまだ旅行や飲み会は不安だな。誰か声を掛けてくれる人いないかな」

と待っているかもしれません。

「自分から呼びかけても遠慮されてしまいそうだ」

とためらっているかもしれません。

認知症になった友人だって「昔の仲間と思い出話でもしてみたいな」と思っているかもしれません。「もう、私に声を掛けてくれる人なんていなくなったんだな」とさびしがっているかもしれないのです。

私は、**老いの個人差がどんなに大きくても、声を掛け合って励まし合い、老いに負けそうな人を元気づけてあげるのはとても大事なこと**だと思っています。お互いさまなのです。いま元気な人でも、いつ大きな病に襲われたり、夫や妻を失って孤独感と向き合うようになるかわかりません。

この「老いの個人差が大きい」というのも高齢者の声がなかなかひとつにまとまらないことの原因なような気がします。

たとえば、同世代でも歩行が不自由になったり車いすなしでは外出もできないような人を、「ああはなりたくない」とか「私だったら外を歩いて人目にさらされたくない」と受け止める高齢者がいます。もちろん元気な人です。

そういう人は「街角にもっとベンチを置いてほしい」という署名活動に出会っても、「オレはベンチなんかいらない」と無視するかもしれません。自分がもしそうなったらという想像力や、「困っている人が実際にいるんだから」という共感力が欠けているのです。

とぼとぼ歩くと、道のりは長くなる

たとえ、いまは元気な高齢者でも、いずれ90代ともなれば、その仲間の数じたいが減ってきます。

ただでさえ、老いていけば孤独になっていくものです。

その孤独を飄々《ひょうひょう》と楽しむのが老いの極意には違いありませんが、それができる人とできない人がいます。

あなたがひとりを苦にしない人だとしても、「あいつ元気かな」とか「彼女さびしがっていないかな」と気になる友人の顔が浮かんでくるようなことがあったら、葉書でも電話でもメールでも「どうしてる?」と連絡してみましょう。

それで、ひさしぶりに顔を合わせて愉快な時間が過ぎればお互いに元気になります。またひとりに戻っても、孤独感に苦しむことはないでしょう。

100歳になる前に、たぶん、とぼとぼとひとりで歩く道が続くときがあります。そういうときでも、誰かがどこかで見守っている、会おうと思えばいつでも会えるとわかっているだけで元気が出てきます。そういう仲間が何人かいれば、全員で励まし合って100歳のゴールを目指すことも可能です。

「今年でAさんが100歳になるんだ」と思えば、仲間のひとりをゴールまで送り届けたことになります。

すると、「さあ、来年はあなただよ」とAさんやほかの仲間が励ましてくれます。これなら笑顔でゴールできますね。幸せな100年の人生を無事に乗り切ることができます。

高齢者が団結してもっと生きやすい世の中に変えていくためには、まず高齢者同士の繋がり合う気持ちや励まし合う気持ちが必要だと思うのですが、どうでしょうか？

編集協力　やませみ工房
ＤＴＰ　株式会社明昌堂

100歳の超え方
未知なる「人生100年時代」のための新常識
2023年11月20日　第1版第1刷

著者　和田秀樹
発行者　伊藤岳人
発行所　株式会社廣済堂出版
〒101-0052　東京都千代田区神田小川町
2-3-13　M&Cビル7F
電話 03-6703-0964（編集）　03-6703-0962（販売）
Fax 03-6703-0963（販売）
振替 00180-0-164137
URL https://www.kosaido-pub.co.jp/
印刷所
製本所　三松堂株式会社
デザイン　ササキデザインオフィス
ロゴデザイン　前川ともみ+清原一隆（KIYO DESIGN）

ISBN 978-4-331-52404-6　C0295